ALIMENTA TU VITALIDAD

ALIMENTA TU VITALIDAD

GEMMA HORTET

Nutrición energética para sentirte
joven a cualquier edad

DIANA

Obra editada en colaboración con Editorial Planeta – España

© del texto: Gemma Hortet
Diseño de portada: Planeta Arte & Diseño

© 2023, Editorial Planeta, S. A. – Barcelona, España

Derechos reservados

© 2024, Editorial Planeta Mexicana, S.A. de C.V.
Bajo el sello editorial DIANA M.R.
Avenida Presidente Masarik núm. 111,
Piso 2, Polanco V Sección, Miguel Hidalgo
C.P. 11560, Ciudad de México
www.planetadelibros.com.mx

Primera edición impresa en España: septiembre de 2023
ISBN: 978-84-480-3737-6

Primera edición en formato epub: julio de 2024
ISBN: 978-607-39-1620-2

Primera edición impresa en México: julio de 2024
ISBN: 978-607-39-1515-1

Impreso en los talleres de Litográfica Ingramex, S.A. de C.V.
Centeno núm. 162-1, colonia Granjas Esmeralda, Ciudad de México
Impreso en México — *Printed in Mexico*

A Víctor y Rodrigo,
por su amor, por su apoyo y por ser
mis mayores retos nutricionales.

Índice

Mi historia

Nací en 1973 y me crie en Capellades, un pueblito que me ofrecía las comodidades de poder disfrutar en casa de comida casera y recién guisada a diario por una gran cocinera, mi madre. De ella aprendí el amor por la cocina y el arte de hacer las cosas con cariño y sin prisas. Siempre que llegaba a casa la encontraba en la cocina preparando todo tipo de platos deliciosos para nutrir a la familia: esa era su mejor manera de darnos amor. Sus croquetas de pollo, sus albóndigas, sus canelones de Navidad, sus caracoles, su pollo con ciruelas y piñones, su lenguado a la *meunière*, su bacalao con jitomate, sus paellas… Cada preparación la asocio con un recuerdo maravilloso que tengo anclado en mi mente.

También tuve la suerte de poder disfrutar muchos años de mi abuela materna, María. Ella y mi madre han sido las mujeres que más han influido en mi pasión por el buen comer y por la cocina. María era una gran pastelera de las que todo lo hacían a mano, con paciencia, disfrutando de cada uno de los pasos del proceso de su postre estrella: el niño envuelto de crema. Todos estos recuerdos de amor y cariño entre fogones son los que marcaron mi vida.

Una comida es una de las experiencias de bienestar más completas que puede vivir el ser humano. El problema es que, desgraciadamente, disociamos salud de placer y esto nos está acarreando muchos problemas emocionales que se traducen en una mentalidad de todo o nada —o como sano o me atiborro de porquerías—, la cual puede derivar en un TCA.

Cuando empecé a preocuparme por mi aspecto físico, más o menos a los 17 años, me negaba a comer los deliciosos manjares que se preparaban en mi casa. Quería comer ensaladas, verduras hervidas y carne o pescado a la plancha, tal y como marcaban las directrices de la dieta para mantener el peso. Este plan duró demasiado tiempo, tanto que acabé sumergida en una época oscura de trastornos alimentarios y un cansancio crónico que no me quitaba de encima. Comer tan sano y evitar alimentos y preparaciones deliciosas me provocó debilidad, pero también algo peor: perder el disfrute por alimentarme.

Negarme los platos caseros que elaboraba mi madre —los cuales, además de buenos ingredientes, llenaban emocionalmente mi cuerpo— hizo que cada vez los deseara más, pero de manera desesperada. Me había autoprovocado un gran desequilibrio. El frío de las ensaladas y la fruta y la sobriedad de las proteínas a la plancha habían amargado un acto tan maravilloso como el de comer y compartir. Por suerte, duró poco: logré superar esta época de locura alimentaria. Sin embargo, continuaba agotada. Tenía 20 años y me sentía como alguien de 80. En ese momento, no lo entendía; comía muy sano, pero cada vez me notaba con menos energía. Como el mundo de la alimentación siempre me ha apasionado, empecé a investigar y a probar todo tipo de dietas: macrobiótica, la de la zona, vegetariana, crudívora… Rondaba ya los 30 años cuando empecé a investigar más a fondo el mundo de la naturopatía, la medicina china y la nutrición energética. Mi propósito era estar sana, pero disfrutando del proceso, además de tener energía.

Al adentrarme profundamente en la nutrición energética, lo entendí todo. Yo era de constitución yin, pero con mentalidad yang. Mi mente iba diez veces por delante de mi cuerpo. Y en vez de alimentarme con consistencia y calor, le estaba ofreciendo a mi organismo la frugalidad de las ensaladas y frutas crudas. Esto estaba apagando mi fuego interno, mi energía y mi motivación vital. Empecé a cambiar mi alimentación introduciendo caldos, legumbres guisadas, verduras estofadas y platos caseros emocionales como los que prepara mi madre. Mi vida cambió. No solo mejoró mi vitalidad, mi composición física y mi humor, sino que también nació en mí la valoración y el agradecimiento sincero hacia mi cuerpo.

Por fin había comprendido que solo conociendo cómo soy de verdad y valorando lo que tengo puedo saber qué necesito comer para ser mi mejor versión cada día.

Hoy, a mis casi 50 años, gozo de muy buena salud y vitalidad, conozco cada palmo de mi cuerpo y sé mis debilidades y fortalezas. Me permito mis caprichos, pero nunca olvido lo que mi físico necesita. Soy muy consciente de que el cuerpo se esculpe a diario con todos nuestros hábitos de vida y que la calidad de un buen organismo se traduce en una maravillosa mente que fluye y nos acompaña en nuestro propósito vital. Nuestro cuerpo es el vehículo a través del cual experimentamos y transitamos la vida: cuidarlo es un acto de responsabilidad, amor y respeto.

Ahora, mi propósito vital es que te enamores del arte de cocinar y comer, uniendo salud y placer a través de la alimentación.

En este libro hago un recorrido sobre las claves de la vitalidad desde la combinación de la ciencia occidental y la medicina tradicional china. Sé amable contigo y conócete. Averigua tus talones de Aquiles y tus fortalezas y aprende a darte lo que deseas de la manera que más te conviene. Solo así elevarás tu energía, sumando vida a los años y no solo años a la vida.

Con cariño,
Gemma.
Barcelona, 1.º de junio de 2023.

Prólogo

Cuando Gemma Hortet me explicó su proyecto, enseguida me interesó. *Alimenta tu vitalidad* aborda la alimentación y la salud desde una mirada global e integrativa, utilizando, entre otras, herramientas, sabiduría milenaria como la que aporta la medicina tradicional china. ¡Cómo no me iba a interesar! Mis libros, mis clases y mis conferencias siempre han tenido un trasfondo filosófico semejante al que se destila en este libro, especialmente las clases que imparto de Dietética Oriental. Hace años tuve a Gemma de alumna: eran los inicios de su travesía por los caminos de la alimentación saludable. Por lo que pude comprobar, la semillita germinó y, a lo largo de su trayectoria profesional, creció y se enriqueció con otros muchos estudios, vivencias y experiencias.

La salud es el bien más preciado que tenemos, pero a menudo nos olvidamos de que este tesoro está influido por nuestro estilo de vida y por la manera en que tratamos nuestro cuerpo. El mundo industrializado y automatizado en el que vivimos nos aleja de la salud. Somete a nuestro organismo a estímulos que la alteran, como contaminación, alimentos desnaturalizados, abuso de estimulantes, falta de descanso, desincronización día-noche… Además, el modo de vida actual nos exige un ritmo de actividad frenética para el que nuestra naturaleza no está preparada. La forma en que vivimos es responsable de muchas enfermedades para las que se inventan nuevos tratamientos que, a su vez, vuelven a alterar el organismo. Y así en una cadena sin fin.

Todo ello nos desvitaliza y hace que perdamos nuestra capacidad de adaptación. La vida depende de un equilibrio inestable: para poder fluir en ella necesitamos ser flexibles y mantenernos en condiciones óptimas, dentro de las posibilidades biológicas de cada uno. No es nada nuevo: se trata de vivir con sencillez, con tranquilidad y sin prisas, respetando y observando nuestros ritmos naturales y comiendo alimentos adecuados a nuestra naturaleza y condición.

La tan deseada vitalidad (la fuerza vital de Hipócrates), la que nos hace crecer, reproducirnos y envejecer con dignidad, es la que nos permite afrontar infecciones, accidentes, disgustos y adaptarnos al cambiante entorno en el que vivimos. Comparto con la autora las herramientas que tenemos a nuestro alcance para conservar y mejorar nuestra vitalidad: priorizar la alimentación natural, mantenernos activos, evitar tóxicos, evitar el estrés, manejar emociones, dormir bien, tener contacto con la naturaleza, ser coherentes con los ritmos circadianos y, como seres sociales que somos, potenciar el contacto físico y social con nuestros semejantes.

En estas páginas, Gemma Hortet, con entrega, amor y optimismo, nos introduce de manera sencilla y asequible en el concepto de la vitalidad: cómo mejorarla, cómo optimizarla y cómo adaptarnos a su inevitable disminución con la edad, para que esta pérdida sea lo más lenta posible y podamos, así, envejecer con salud. El pilar más importante en el que se apoya la autora para que consigas, según sus palabras, «sentirte joven a cualquier edad» es la alimentación energética, basada en el efecto que producen los alimentos en nuestro organismo y fundamentada en la medicina tradicional china.

En la dietética actual y científica, los alimentos se desmenuzan y se analizan en el laboratorio para clasificarlos según su composición química (proteínas, vitaminas, lípidos…) y según la cantidad de calorías que producen cuando se queman. Mientras que, en la dietética energética, los alimentos se clasifican por sus propiedades físicas o «energéticas» (naturaleza, color, sabor…). Estas propiedades no son cuantificables y se refieren al efecto que producen los alimentos en el organismo cuando se comen. En este efecto, influye la forma de procesar los alimentos: por eso la dietética energética da mucha importancia a las transformaciones culinarias, importancia que Gemma tiene muy en cuenta en las clases de cocina que lleva años impartiendo.

Mi interés por la alimentación saludable como un pilar para potenciar la salud y prevenir la enfermedad data de hace más de cuarenta años. Durante este tiempo he presenciado muchas tendencias en la alimentación saludable y la aparición de fantásticos suplementos y superalimentos. Estas modas —mientras pasan y no pasan— entretienen a algunas personas en beneficio de otras, distrayéndolas de lo que es realmente importante. Sin embargo, los fundamentos de la alimentación saludable —basada en alimentos naturales y adaptada al clima y a la naturaleza de las personas— no han cambiado: lo que ha cambiado son los conocimientos científicos para estudiarla. Por ejemplo, hasta hace unos años las recomendaciones oficiales se regían (y en algunos países todavía se rigen) por unas pirámides nutricionales en cuya base estaban los cereales y otros alimentos ricos en carbohidratos, lo que ha conducido a una epidemia de enfermedades metabólicas. Ahora la propuesta es que la base esté formada por hortalizas y frutas, sin olvidar la importancia de los alimentos ricos en proteínas, cuyos requerimientos óptimos se encuentran en aumento. En mis inicios, otro tema del que se empezaba a hablar era el de la flora bacteriana; ahora, el conocimiento de la microbiota ha hecho que tomemos conciencia de que también tenemos que alimentar a esos microorganismos que habitan en nosotros y de los peligros de abusar de antibióticos.

Como bioquímica que soy, valoro mucho los avances y los estudios en nutrición y procuro estar al día de las novedades y, por supuesto, aplicarlas para mejorar la salud de las personas. La bioquímica es una herramienta indispensable para dar una explicación científica a la nutrición y al metabolismo. Pero no tenemos que olvidar que la naturaleza es sumamente compleja, por lo que la ciencia —nuestra ciencia analítica— nunca podrá llegar a analizar con absoluto rigor todas las moléculas de los alimentos ni a explicar todas las rutas metabólicas que siguen estas. Cuando comemos, introducimos en nuestro organismo multitud de componentes cuya digestión, absorción y metabolismo dependen de muchos factores: el estrés, el ejercicio, el estado mental y emocional, el estado de la microbiota intestinal, el clima y el lugar donde vivimos, lo que bebemos, el conjunto de la dieta…

Por eso, no olvido nunca la visión integrativa de la alimentación ni, en definitiva, la importancia de la alimentación energética, que explica de forma muy acertada la autora de este libro. Estoy convencida de que en él encontrarán, además de conocimientos y filosofía de vida, muchas herramientas útiles para mantener y mejorar su vitalidad a cualquier edad.

OLGA CUEVAS
Doctora en Bioquímica
y especialista en alimentación y salud

El cansancio crónico, la enfermedad silenciada del siglo XXI

El cansancio crónico, también conocido como síndrome de fatiga crónica (SFC), es una afección que se caracteriza por un agotamiento extremo que no mejora con el descanso y que interfiere significativamente en la vida diaria. Se ha convertido en una de las principales enfermedades silenciadas del siglo XXI y se estima que afecta a entre el 1 y el 3% de la población mundial, sobre todo a las mujeres.

El cansancio crónico puede tener un impacto significativo en la vida de las personas y en todos los ámbitos. A nivel de salud, los síntomas pueden incluir dolor muscular y articular, dolores de cabeza, problemas de sueño, problemas de memoria y concentración, problemas gastrointestinales y sensibilidad a la luz y al sonido. Estos síntomas pueden limitar la capacidad de las personas para realizar actividades diarias y tener una vida normal.

A nivel relacional, el cansancio crónico puede afectar la capacidad de las personas para mantener relaciones saludables. La fatiga extrema y los síntomas asociados pueden dificultar la participación en actividades sociales, y la frustración y el estrés que implica la enfermedad pueden provocar una tendencia a tener conflictos en las relaciones.

A nivel emocional, el cansancio crónico puede provocar depresión, ansiedad y estrés postraumático. Los pacientes pueden sentirse aislados y sin apoyo, y la falta de una explicación médica clara para su enfermedad puede resultar muy estresante. Esto se debe a que la explicación no se puede valorar bioquímicamente, sino que debe medirse energéticamente.

En concreto, esta dolencia afecta a las mujeres más a menudo porque suele recaer en ellas una carga desproporcionada de tareas domésticas, laborales y familiares, lo que puede contribuir al cansancio crónico y a otros problemas de salud. Las mujeres suelen trabajar fuera de casa a la vez que tienen que encargarse de gran parte de las tareas del hogar y del cuidado de la familia, lo que puede hacer que tengan menos tiempo para cuidar de sí mismas y recuperarse adecuadamente. Además, a menudo viven en una sociedad que valora el trabajo y la productividad por encima de la salud y el bienestar, y que espera que hagan malabares con muchas responsabilidades y que se esfuercen por ser perfectas en todo momento. Esto puede derivar en un estilo de vida que no está en línea con los ritmos naturales del cuerpo y que es perjudicial para la salud. Todo esto —unido a presiones adicionales, fruto de las normas culturales y sociales que dictan que deben ser cuidadoras, fuertes y capaces— provoca que las mujeres tiendan a sentirse culpables o inadecuadas si no pueden hacer frente a todas sus responsabilidades.

Dar lo que no tienes es el origen o el principal motivo de un cansancio que puede acabar siendo crónico. En este libro nos centraremos en lo opuesto a la fatiga: la vitalidad. Paso a paso transitaremos un camino de autoconocimiento que nos permita reconocer en qué momento empezamos a cansarnos y a perder nuestra maravillosa vitalidad. Exploraremos cuáles son nuestras fortalezas, pero también nuestras debilidades para entender que la energía se basa en el equilibrio: si no entra, no puede salir.

Sentirse continuamente cansada no es normal, por mucho que lo hayamos normalizado. Te aseguro que, con tiempo y esfuerzo, tendrás una vida más armoniosa y vital si tomas acción en ello. Y, si me dejas, yo te acompaño.

1

Qué es la vitalidad y dónde se encuentra

Si buscamos la palabra «vitalidad», en el diccionario nos aparece lo siguiente:[1]

nombre femenino

1. Actividad o energía para vivir o desarrollarse. «La vitalidad de una planta».

2. Dinamismo o vigor de la persona o cosa que manifiesta cierta actividad o energía. «La vitalidad de los niños».

En la cultura occidental la vitalidad se ha asociado básicamente al adjetivo «vital», a un tesoro deseable que vemos en los ojos de los niños, en la fuerza de la naturaleza, en el juguetear de los animales domésticos… La miramos con añoranza, como si fuera algo que poseímos en un momento de nuestra vida, pero que perdimos.

He de confesarte que yo también pensé eso una vez: que la vitalidad era de niños, que estaba asociada a la despreocupación, a la infancia, a los momentos lúdicos, al calor del verano, al eterno bienestar, a la felicidad infinita… En definitiva, al pequeño Peter Pan que tenemos dentro y que desaparece a medida que vamos creciendo.

Ahora sé que no es así: siento que la vitalidad me acompaña en cada día de mi vida, que forma parte de mi mente, de mis

[1] Definición de Google.

emociones, de cada célula de mi cuerpo y que de mí depende sacarle brillo.

La vitalidad es esa luz que desprenden las personas
que conectaron con ellas mismas y con lo que
les puede ofrecer lo que les rodea.

En este libro voy a explicarte cómo conectar con tu vitalidad si sientes que lo olvidaste, o cómo recuperarla si sientes que la perdiste. Todos tenemos la capacidad de apretar el interruptor de la luz, pero no todos estamos dispuestos a realizar el camino para conseguirlo. Aun así, espero que este libro te empodere y que nos encontremos en el sendero de la vitalidad.

1. EL ORIGEN: ¿CUÁNDO NOS EMPEZÓ A INTERESAR EL CONCEPTO DE VITALIDAD?

A lo largo de estas páginas, verás que utilizo como sinónimos las palabras «energía» y «vitalidad». Capítulo a capítulo entenderás que es lo mismo, a pesar de que la mente occidental esté más preparada para el concepto de «vitalidad», ya que el término «energía» todavía tiene implícito algo de esotérico, de mágico y —en la peor forma— de poco científico.

La idea de vitalidad o energía en la medicina se remonta a miles de años atrás en las culturas orientales y occidentales. En la medicina china, la vitalidad se refiere a la energía vital, llamada *qi* o *chi*, mientras que en la medicina india se conoce como *prana*. En la medicina occidental, la idea de la vitalidad se ha expresado en términos de «fuerza vital», «fuerza de la vida» o «energía vital».

Uno de los primeros médicos que habló del concepto de la vitalidad fue Hipócrates, considerado el padre de la medicina occidental. Hipócrates creía que la salud dependía del equilibrio entre los cuatro humores: la sangre, la flema, la bilis amarilla y la bilis negra. También creía que la salud dependía de la fuerza vital del cuerpo, que él llamaba «physis». Hipócrates consideraba que la enfermedad se debía a un desequilibrio de la fuerza vital y que el tratamiento debía centrarse en restablecer este equilibrio.

En China, la teoría del *qi* se remonta al 475 a. C., año en el que se desarrollaron las teorías y prácticas de su medicina tradicional. Los médicos chinos creían que el cuerpo estaba compuesto por una red de meridianos a través de los cuales fluía el *qi*, y que la salud dependía del equilibrio y flujo adecuado de esta energía vital. La acupuntura y la moxibustión son algunas de las prácticas utilizadas para equilibrar el flujo de *qi* en el cuerpo, conjuntamente con la alimentación y los hábitos de vida.

En la medicina india, el concepto *prana* se remonta a los antiguos textos sagrados conocidos como los Vedas, que datan de hace más de tres mil años. En la medicina ayurvédica, el *prana* se considera la fuerza vital que anima todo lo que existe. Se cree que fluye a través de canales conocidos como «nadis» y que se puede equilibrar a través de la respiración, el yoga, la meditación y, por supuesto, la alimentación.

En resumen, la idea de vitalidad o energía ha sido una parte fundamental de la medicina antigua de las diferentes culturas del mundo. Se desarrolló una amplia variedad de prácticas y terapias destinadas a mejorar y equilibrar la energía vital del cuerpo, incluyendo la acupuntura, la meditación, la respiración, la dieta y el ejercicio.

La ciencia ha ido demostrando y acuñando términos de las sabidurías ancestrales asociados a la vitalidad. Ahora sabemos por ciencia y por experiencia que nuestro centro energético es clave para nuestro bienestar holístico y para tener vitalidad. Pero ¿en qué momento nos empezó a interesar tener vitalidad, acumularla o no perderla? De seguro a estas alturas ya estarás asociando vitalidad a juventud… y no vas desencaminado. Todas las culturas ancestrales, ya fueran orientales u occidentales, se interesaron por aprender los secretos de la eterna juventud, es decir, cómo hacer para que la jovialidad, la belleza, la salud y el buen estado de ánimo se mantuvieran en nuestras vidas el máximo tiempo posible.

Te anticipo que, aunque normalmente juventud, humor y salud van unidos, tener energía, vitalidad o apetito por vivir y poder llevarlo a cabo va mucho más allá de ponerse ungüentos cosméticos naturales, hacer meditación, moverse o comer saludable. En realidad, trata de dos cosas muy simples, pero a la vez complejas: CONOCERSE Y SEGUIR LOS RITMOS DE LA NATURALEZA.

Si no sabes cómo eres, no puedes saber qué necesitas para equilibrar y optimizar tu energía.

Una vez te conoces —o, aún mejor, descubres cuál es tu talón de Aquiles—, ya puedes empezar a planear un estilo de vida que mejore tu bienestar íntegramente. Para ello, te enseñaré la principal herramienta que uso para elevar la vitalidad de las personas a las que ayudo en consulta: la nutrición energética. Se trata de una disciplina muy completa y holística que toca todos los planos del ser humano y que huye de las tendencias dietéticas y de la idea de los superalimentos, entre otras cosas.

Para mí, la nutrición energética es la nutrición del sentido común, la que tiene en cuenta cómo eres, dónde vives, en qué trabajas, en qué momento vital te encuentras y para qué quieres alimentarte. Sí, sí, ¿para qué? No es lo mismo querer alimentarse para tener energía para un maratón que alimentarse para concentrarse en dar un discurso o para embarazarse o para poder estar ocho horas dando clase de yoga. Poco a poco iremos viendo que el para qué es tan importante como el para quién y que estas dos preguntas son claves para elegir aquella alimentación que te va a hacer brillar en la vida.

2. EL CONCEPTO «VITALIDAD» SEGÚN LAS SABIDURÍAS ANCESTRALES ORIENTALES

A la hora de hablar de vitalidad desde una perspectiva holística, es inevitable hacer referencia a la medicina tradicional china porque ha sido una de las pocas ciencias que han mantenido hasta la actualidad la visión integrativa del ser humano y su conexión con todo lo que le rodea para favorecer su salud o enfermar.

En la medicina occidental, la visión de la salud sufrió una gran segmentación del cuerpo que se agudizó en el siglo xix. Aunque ahora existe de nuevo gran interés en recomponer las especializaciones y en hacer de ellas abordajes más holísticos, todavía nos queda mucho camino por recorrer. Un ejemplo de esto son los programas de las asignaturas de cualquier especialidad médica. En la actualidad, sabemos con más certeza que nunca que todo lo que le ocurre a una parte de nuestro cuerpo interfiere en todo nuestro ser: por ello, el abordaje para tener vitalidad debe ser holístico y acuñado por las sabidurías que contemplan al ser humano como una unidad interconectada con todo.

Para que entiendas cómo funciona la vitalidad, debemos remontarnos a las medicinas ancestrales, ya que fueron ellas las primeras que se preocuparon por investigar cómo alargar la vida de las personas o cómo intentar ser eternamente jóvenes. Aunque en este libro no voy a desarrollar en detalle estas culturas, sí es imprescindible que hablemos de algunos conceptos que nos van a ayudar a entender por qué es tan importante que le prestemos mucha atención a algunas partes de nuestro cuerpo, ya que en ellas se encuentra el origen de nuestra energía.

Dónde guardamos la energía: el *hara*

El *hara* es un punto que se encuentra a más o menos cuatro dedos por debajo del ombligo. En una traducción literal, *hara* significa «vientre», y se refiere a la franja que va desde el estómago hasta los órganos genitales. Esta es la zona en la que tradicionalmente se origina la vitalidad según la medicina oriental. Este punto es también considerado el centro del equilibrio del ser humano.

En nuestra cultura occidental solemos priorizar la mente, nuestros pensamientos, lo que genera una gran concentración de energía en la cabeza que puede llegar a desequilibrar el resto del cuerpo. Según las medicinas orientales, si focalizamos nuestra atención en la mente, toda la parte alta del cuerpo recibirá más energía, lo que puede provocar un exceso de vitalidad que se traduce en dolores cervicales, contracturas de hombros, espalda, etc. En definitiva, se desarrolla un estancamiento de energía en la parte superior que acaba desestabilizando el resto del cuerpo, lo cual provoca dolor, ansiedad, tristeza y otras emociones derivadas de esta mala distribución de la energía.

Por ello no nos debe extrañar que, si estamos la mayor parte del tiempo en la mente, mandando mucha energía a la parte alta de nuestro cuerpo, esta se pueda bloquear más fácilmente y ocasionar por estrés energético emociones desbordadas que nos desgasten mucho.

En cambio, las culturas orientales dan mucha importancia al cuerpo, sobre todo al vientre, la zona del *hara*, que es donde se gesta la energía. Reforzar y proteger esta zona es sinónimo de equilibrio pleno. Sentir todo tu cuerpo es clave para estas medicinas; por ello, los ejercicios de respiración y visualización —en los que recorres todo tu físico— son tan poderosos.

Te voy a poner un ejemplo de estancamiento de energía que de seguro conoces y has padecido. Piensa por un momento en aquel día en que estabas muy atareada y comiste deprisa, sin prestar atención ni tiempo a la comida, y después te pasaste toda la tarde con pesadez digestiva, inflamación y gases. Este es un caso muy común de dispersión de energía donde, en vez de centrarte en hacer lo que estás haciendo (comer) y poner la atención y energía en el sistema digestivo, pones la atención en la mente para solucionar las tareas que tienes entre manos. Esto quita fuerzas al sistema digestivo y provoca que por falta de energía en esa zona digieras mal.

No te preocupes, porque la energía se puede dirigir y concentrar. Eso es lo que hacemos cuando ponemos la atención o la acción en algo. Pero debemos ir con mucho cuidado, ya que, si concentramos la energía en un sitio, podemos crear un vacío en otro.

En la cultura occidental casi todo lo hacemos desde la mente. Desde bien temprana edad nos enseñan a fraccionar nuestro cuerpo, y es aquí donde comienza el camino hacia la pérdida de comprensión de nosotros mismos. Aprendemos desde la memorización, la repetición, la lectura y la abstracción, y nos olvidamos de sentir, de tocar, de vivir el aprendizaje también desde el cuerpo.

Somos un todo: el todo es mucho más que la suma de sus partes y esas partes a la vez están interconectadas.

La división del cuerpo y la especialización de su investigación sirve para poder concentrarnos en estudiar a fondo algo en concreto. No obstante, es el momento de que unamos todas esas partes para que entendamos cómo se comunican e interrelacionan, para que nos conozcamos a nosotros mismos y para que aprendamos a cuidar nuestro bienestar íntegramente. La experiencia holística del aprendizaje, de la vida, es la que conecta con nuestra vitalidad, la que la hace vibrar, elevarse y brillar.

**La mente nos da el conocimiento;
la experiencia, la sabiduría.**

Continuando con las partes olvidadas del cuerpo, la zona de la cadera —parte del *hara*— es para las culturas orientales un punto fundamental del que parte todo movimiento y centro de nuestro equilibrio energético. Si esta zona se encuentra débil, el cuerpo entero tenderá a desequilibrarse y, consecuentemente, se debilitará. El centro de la cadera se considera también sumamente importante para la perpetuación de la vida. Es en él donde las mujeres gestamos y somos capaces de crear vida; por ello, cabe destacar que el *hara* de las mujeres tiene una energía más poderosa que el de los hombres, ya que es capaz de albergar un feto durante nueve meses.

Para las culturas orientales, fortalecer y proteger las zonas de la cadera y del *hara* es igual a fortalecer nuestra vitalidad, es decir, nuestra vida.

Es muy importante tener en cuenta también que en el *hara* es donde se realiza parte de la digestión de los alimentos. Si esta zona no goza de suficiente fuerza, no seremos capaces de hacer una buena transformación de la comida en energía. Ante esto, pueden pasar dos cosas: que no absorbamos bien los nutrientes y, en consecuencia, no obtengamos la energía que necesitamos para nuestro ritmo de vida, lo cual provoca que cada vez estemos más cansados; o que los alimentos se estanquen en nuestro cuerpo, lo cual produce toxicidad, desequilibrios y, finalmente, enfermedad.

No somos lo que comemos, sino lo que digerimos.

La calidad energética se obtiene a través de una buena digestión: por ello, comer bien no es garantía de nutrirse bien. La clave para tener energía está en el buen funcionamiento de nuestro sistema digestivo.

Como puedes ver, mantener en un buen estado tu *hara* es imprescindible, ya que en él se gesta y se distribuye la energía que vas a tener disponible para todo tu cuerpo. Este espacio energético es tan importante para las culturas orientales que se llegó a crear una pieza de ropa para protegerlo, el *haramaki*.[2] En la actualidad, proteger esta zona también transmite seguridad y recogimiento, al tiempo que proporciona numerosos beneficios para la salud, entre los que destacan mantener siempre caliente la zona de los riñones y la del vientre. Te aseguro que, para las personas que tenemos tendencia al cansancio o a la baja energía, tapar y proteger esta zona va a mejorar nuestra vitalidad, ya que no hay parte del cuerpo que se muestre más agradecida a la protección y al calor que esta.

Aunque esto nos parezca muy exótico, en la cultura occidental siempre hemos protegido la zona del vientre y de los riñones con fajines o piezas de ropa para tal propósito. Se sabía por experiencia que sujetar bien este espacio con telas nos ayudaba a cansarnos menos y a tener más energía. Actualmente, no estamos acostumbrados a desarrollar trabajos que requieran de fuerza física, pero no hace tantos años la mayoría de ellos requerían de dicho esfuerzo y una manera de sostener y mantener la fuerza era enfajar el vientre y bajo vientre.

Ahora, gracias a la ciencia, podemos validar muchas teorías sobre esta zona que antes solo intuíamos por la experiencia y la observación que nos aportaron estas maravillosas sabidurías ancestrales. De igual forma, en la actualidad, también sabemos gracias a la ciencia que en la zona del vientre se alberga una comunidad maravillosa de microorganismos que nos proporcionan energía, inmunidad y equilibrio mental: la microbiota.

Cómo llamamos a la energía vital: *qi, chi* o *prana*

Tal y como hemos señalado, el objetivo fundamental de las culturas ancestrales —al igual que el de toda ciencia— es aproximarnos a la inmortalidad. Aunque esto suene prepotente, el fin último es este: dar con técnicas que nos permitan alargar la vida para alcanzar una longevidad de calidad.

---

[2] La palabra *haramaki* viene del japonés: el *hara* es la parte central del cuerpo (el tronco) y *maki* significa «rollito» o «enrollar».

¿Qué es una longevidad de calidad? Es aquella en la que el envejecimiento se da de forma progresiva: donde no hay agonía, donde no hay sufrimiento, donde sentimos que nuestro cuerpo se va apagando lentamente como una vela, dejándonos apreciar el proceso del final del camino. ¿Quién no quiere vivir así?

El arte de morir bien solo es posible viviendo bien.

Vivir bien solo es posible si pasamos por un proceso de autoconocimiento, conexión y acción. Primero, debemos conocer cómo funciona nuestro cuerpo y qué nos ofrece; después, explorar los recursos naturales que nos van a ayudar a mantenerlo en buen funcionamiento; y, por último, llevar el aprendizaje a la práctica diaria. Esta es la clave para potenciar y alargar nuestra vitalidad. Pero para poder trabajar en ella debemos conocer a fondo el concepto «energía» que, dependiendo de cada cultura, se llama de una forma u otra.

Las palabras *qi*, *chi* o *prana* designan un mismo concepto desarrollado por diferentes filosofías orientales y que hace referencia a cómo se mueve y funciona la vitalidad en el cuerpo humano. El taoísmo, corriente filosófica que inundó la medicina tradicional china y japonesa, nos habló de *chi* o *qi,* respectivamente. El hinduismo denominó *prana* al soplo de vida que recorre nuestro cuerpo. El concepto «energía vital» o «soplo de vida» se explica desde estas culturas como una corriente eléctrica de bienestar que absorbemos del exterior (naturaleza, cosmos…), se mezcla con nuestro potencial interno y recorre todo nuestro cuerpo. Y todas estas filosofías coinciden en que esta energía interior se desarrolla, se controla y se reparte desde el *hara*.

Somos un todo dentro de un todo.

En este libro, nombraremos «*chi*» a la energía vital. El *chi* se debe desarrollar, se debe activar dentro de nosotros y se debe mover. Todos tenemos el potencial, el *chi*, pero hay que trabajarlo.

Desde las medicinas orientales taoístas nos cuentan que tenemos dos tipos de *chi*: el *chi* que adquirimos al nacer —que sería nuestra herencia genética— y el *chi* que adquirimos con nuestros hábitos de vida. Todos los seres humanos poseemos *chi* cuando nacemos y, al ir desarrollando nuestras habilidades de supervivencia y relacionándonos con el entorno, lo activamos, lo movemos y lo hacemos crecer. Sin embargo, según esta medicina, nuestro *chi* está dormido porque nos hemos desconectado de nuestros ritmos vitales y de los ritmos de la naturaleza. El *chi* se recarga con las fuerzas de la naturaleza que nos rodean: si nos desconectamos de ellas, nos desconectamos de la fuente, del camino de la energía, y dejamos de ser peregrinos del bienestar para convertirnos en vagabundos que mendigan energía.

**Debemos dejar de ser vagabundos que mendigan energía
para convertirnos en peregrinos del bienestar.**

Aunque esto te parezca esotérico, en el fondo sabes que no lo es. Cierra por un momento los ojos y recuerda instantes vividos en la naturaleza: cuando te tumbas en un prado, cuando caminas por la playa, cuando te bañas en el mar, cuando recorres un bosque… No sabes qué sucede exactamente ahí, pero vuelves cargada de energía.

Vivimos en la sociedad del mínimo esfuerzo, donde hemos creado muchísimas estructuras que nos evitan el trabajo y, lo que es peor, el movimiento. Esto produce lo que llamamos «estancamiento de *chi*», es decir, estancamiento de la energía vital, cansancio y, en el último peldaño del proceso, enfermedad. Todas las culturas orientales coinciden en que el principal motivo de todas las enfermedades es el estancamiento de la energía. Cuando tu cuerpo pierde el poder de la curación porque no puede mover su energía interna para sanarse, enferma más asiduamente y más rápidamente. ¿Te suena lo que te cuento?

Cuidarse, activar la energía, requiere de energía, de acción, de perseverancia. Hay que destinar un tiempo y un esfuerzo a hacerlo, pero te aseguro que lo invertido se te devolverá multiplicado por cien si lo haces adecuadamente.

**El esfuerzo es un valor intrínseco para la activación
de la energía: conseguimos vitalidad si avivamos el *chi*.
Sin fuerza no hay movimiento.**

Para desarrollar el *chi,* debemos volver a conectar con nuestros instintos naturales: debemos tomar consciencia de nuestro cuerpo, de lo que nos rodea, y tomar sabias decisiones sobre lo que necesitamos. El *chi* se podría traducir como nuestra fuerza interior: si se apaga, nos apagamos. Por ende, cuando está encendido, brillamos, tenemos ganas de hacer cosas, la mente está clara pero atenta, y nuestras emociones, en armonía.

Una persona con el *chi* estancado o apagado está cansada, triste, desganada, y ve la vida desde la sombra.

¿Cuántas veces hemos estado ahí? Esta sensación no está relacionada con la edad ni con la clase social ni con nuestra economía, ni siquiera con la cultura en la que nacimos. Esta sensación de apatía vital sin causa aparente depende solo de nosotros: de si nos hemos educado o no en sentir nuestra propia fuerza vital, el gran poder interno que poseemos y que puede no tan solo sanar nuestro cuerpo, sino también hacernos gozar de una vida más plena.

A nivel filosófico, debemos explicar que el *chi* para los taoístas es la unidad fundamental del universo. Es una acumulación de partículas infinitamente pequeñas de energía primaria que se encuentran en todo. Esta energía se expresa a través de dos fuerzas opuestas y a la vez complementarias: positivo y negativo. El baile entre ellas es lo que genera todos los fenómenos naturales.

Entender el mundo como una dualidad no es nuevo. De hecho, en nuestra cultura occidental hay muchas muestras de ello: el bien y el mal, el cielo y el infierno, el cuerpo y la mente… Entender la dualidad presente en la vida —el juego de fuerzas y su necesario movimiento para que haya existencia— es muy importante. No obstante, esto no significa que desde el punto de vista de esta filosofía haya «bueno» o «malo»: las dos energías son tan necesarias como armónicas. Esta es la gran diferencia con Occidente: ambas energías son imprescindibles para vivir en equilibrio, de la misma manera que la tierra necesita descansar de la luz del sol para no deshidratarse y agradece a la noche que la refresca.

Entender que la energía se basa en fuerzas opuestas y en el movimiento de estas es un concepto clave para desarrollar la vitalidad.

Sin movimiento no hay vitalidad. Sin movimiento no hay vida.

A la vez, también debemos entender que estas energías tienen muchos matices: es en esta diversidad donde está la clave de la salud. Desde este punto de vista, uno no está «bien» o «sano» ni «mal» o «enfermo», sino que hay que tener en cuenta el proceso que nos lleva a enfermar o a sanar. La medicina china observa todos los signos y síntomas que le van sucediendo a nuestro cuerpo y mente antes de enfermar; por ello, al tener en cuenta el proceso, a veces puede actuar más rápidamente que la medicina occidental cuando en esta no se detecta nada a través de las pruebas diagnósticas típicas. Con esto solo busco puntualizar que el enfoque global y holístico de la medicina china puede ser más efectivo cuando el paciente empieza a sentirse mal, aunque las pruebas diagnósticas y los análisis indiquen que todo está bien. Ante ese vacío y desconexión, la medicina oriental puede resultar muy interesante, ya que indaga en las características esenciales de la persona y en sus hábitos de vida, investigando dónde está el desequilibrio energético en el cuerpo, qué lo pudo haber causado y qué hacemos en nuestro día a día que lo pueda estar perpetuando.

Como podemos ir viendo, nuestro estilo de vida es una pieza clave para tener o no energía y —lo más importante— para recargarla adecuadamente. Algunas de las cosas que, según esta filosofía, nos pueden ayudar a activar el *chi* si nos sentimos cansados, apáticos, desmotivados o extremadamente sensibles son la respiración, el movimiento, la alimentación, los buenos hábitos de vida, el contacto con la naturaleza, las relaciones sociales, nuestro propósito vital, etc. A través de las siguientes páginas iremos abordando todas las prácticas que nos ayudan a preservar y activar el *chi*, para que aprendamos a vivir con intensidad vital.

Los riñones, los guardianes de nuestra energía ancestral

Ahora que ya hemos hablado del concepto «energía» y de cómo lo vamos a denominar, *chi*, vamos a desarrollar en detalle los dos grandes tipos de energía de los que disponemos. Como señalamos en el apartado anterior, según la medicina tradicional china (MTC), tenemos dos tipos de *chi*: el *chi* adquirido y el *chi* posnatal.

Somos lo que vamos construyendo por el camino que recorremos.

El *chi* adquirido o prenatal es el que tenemos que preservar como si fuera nuestro más valioso tesoro, ya que cuando se acaba, nos morimos: es aquel que heredamos al nacer y que acaba conformando nuestra constitución o genética. Este *chi*, según la MTC, lo albergan nuestros riñones. Es consecuencia de la genética del espermatozoide de tu padre más la genética del óvulo de tu madre, más los hábitos de vida de tu madre durante los nueve meses de gestación. Por lo tanto, podemos modificarlo parcialmente si programamos el embarazo y llevamos a cabo una buena alimentación y hábitos de vida mientras estamos gestando a nuestro bebé. El *chi* prenatal es el mayor tesoro energético que nos dejan nuestros padres en este mundo y es el que nos predispone a contar con un tipo de constitución u otra, a tener un tipo de energía, salud, talentos…, pero también una tendencia a tener ciertas debilidades y enfermedades. Es muy importante conocer el *chi* adquirido para poder preservarlo porque, al final, es como nuestro pasaporte: es la guía que marca cómo somos en potencia y la clave para poder trabajar en mejorar nuestra vitalidad.

Por otro lado, el *chi* posnatal es aquel que adquirimos diariamente, que forma nuestra condición y que vamos alimentando con nuestros hábitos de vida. Si cuidamos esta energía en nuestro día a día, podemos hacer que esta nos cunda mucho.

En mis cursos me gusta explicar este concepto a través de una metáfora: el *chi* prenatal o adquirido es la herencia que te encuentras en el banco al nacer, mientras que el *chi* posnatal es el dinero que llevas en el monedero a diario, el cual vas consiguiendo cada día paso a paso con esos hábitos de vida que te suman. Hay familias más afortunadas que han podido dejar un legado a su bebé de un millón de euros, pero la mayoría son más humildes y dan la bienvenida a su cachorro con escasos ahorros. Ese patrimonio inicial, si se gestiona bien, puede dar mucho de sí: la clave es ir al banco a sacar dinero lo menos posible. Pero ¿cómo podemos hacer esto si el acto de vivir consume mucho capital energético? Pues a través de nuestros hábitos de vida. Nutriendo nuestro *chi* posnatal a diario con buena comida, movimiento adecuado, relaciones positivas, contacto con la naturaleza, etc., podemos alargar la pequeña fortuna que nos dejaron en herencia al nacer.

La vitalidad se consigue paso a paso, día a día, recorriendo el camino de la salud.

Para aclarar bien el tema, si tu manera de vivir consume menos energía (dinero) que lo que tú ingresas cada día con tus hábitos de vida, no tendrás que ir al banco a buscar tus ahorros energéticos, el *chi* prenatal.

Conclusión: en temas de salud, no es más rico el que más tiene, sino el que menos gasta.

Esta es la manera más inteligente de ahorrar energía: vivir según tus posibilidades y aprender a ahorrar energía constantemente para poder darte un capricho o hacer algo extra de vez en cuando. Por ejemplo, una persona que trabaja mucho física o mentalmente, si no recarga este desgaste energético con comida de alta calidad, ejercicio diario, descanso adecuado y un rato de buenas relaciones sociales, acabará agotado en poco tiempo, sobre todo si tiene pocos ahorros energéticos prenatales. Otro ejemplo: una persona que va a una fiesta y toma alcohol, comida rápida, y ese día trasnocha, si tiene pocos ahorros energéticos, al día siguiente estará destrozada y necesitará mucho tiempo para recuperarse. Como no todos tenemos la misma reserva energética —o legado genético—, no todos tenemos la misma capacidad de resistencia o de recuperación cuando agredimos a nuestro cuerpo con tóxicos, falta de descanso o exceso de trabajo. Esta es la base de la vitalidad, el principio supremo para tener energía: uno no puede dar lo que no tiene.

Las siete pasiones: la emoción en el ser humano

Tras explorar durante miles de años la filosofía y la psicología, los taoístas se dieron cuenta de la necesidad de explorar las emociones básicas por el efecto que podían provocar en el ser humano. Observaron que ciertas emociones, en caso de no ser entendidas y manejadas correctamente, atraen u originan a su vez otras emociones indeseables que pueden acabar provocando dolencias en el cuerpo y enfermedades. Los taoístas creen que todas las emociones se originan en nuestro cuerpo, principalmente en los órganos, y que la mente es la que las regula y determina su utilización. La explicación sencilla de esto consiste en afirmar que, si mi cuerpo experimenta una energía enquistada, que no fluye o que es insuficiente, genera una emoción que me puede acabar enfermando si mi mente no la maneja correctamente.

Para la medicina tradicional china, uno de los motivos causantes más importantes de la pérdida de energía o de las enfermedades son las emociones desequilibradas, o sea, esos pensamientos que no nos permitimos sentir plenamente o que no atendemos y que se enquistan en nuestro cuerpo, bloqueándolo y produciéndole un malestar.

Para evitar esto, es imprescindible entender que la emoción no es algo negativo, sino positivo y de necesaria expresión. Tal y como nos muestra su etimología, «emoción» viene de *emotio*, que significa «en movimiento». Cuando nos permitimos sentir, cuando podemos expresar a través de nuestro cuerpo o con palabras lo que sentimos, esta energía especial se mueve, genera un circuito, puede empezar y terminar, la podemos contabilizar, seguir y despedir... porque nada dura eternamente si lo dejamos fluir.

Pero ¿qué pasa cuando la emoción no puede manifestarse, cuando se estanca, cuando no fluye, cuando se enquista, cuando está oprimida? Se convierte en su sombra, en una pasión, palabra que proviene del griego *pathos*, «sufrimiento».

Si permitimos que una emoción entre en todo nuestro cuerpo, experimentándola, ayudándola a que se exprese durante un tiempo y diciéndole adiós, podremos continuar evolucionando y sintiendo otras cosas y la emoción no nos será nociva, sino que será una experiencia vital más.

Una emoción no se convierte en pasión si nos atraviesa: se convierte en una experiencia vital más.

Según la medicina tradicional china, tenemos siete pasiones o emociones en negativo:

1. **Alegría excesiva:** la alegría extrema puede ser agotadora para el cuerpo y la mente. Si no se canaliza adecuadamente, puede causar agitación, histeria, insomnio, ansiedad... Según los médicos chinos, esta emoción desestabilizada puede ser causante de problemas de corazón.

2. **Ira:** la ira puede causar un aumento en la presión arterial, tensión muscular y dolor de cabeza. Si se reprime, también puede provocar una acumulación de calor interno con sofocos, sudoraciones y ansiedad. El órgano que más se desestabiliza con esta emoción según la MTC es el hígado.

3. **Preocupación:** la preocupación excesiva puede agotar la energía vital del cuerpo, causando fatiga, debilidad y muchos problemas digestivos, ya que produce una hiperactivación del sistema nervioso simpático. Por ello, para la MTC, los órganos que más se desestabilizan por esta pasión son el estómago, el bazo y el páncreas.

4. **Tristeza:** la tristeza prolongada puede debilitar el cuerpo y la mente, causando depresión, falta de motivación y una menor capacidad de concentración. Esta pasión se asocia al pulmón, como órgano que puede enfermar más fácilmente si esta no está equilibrada

5. **Miedo:** el miedo crónico paralizante puede afectar negativamente los riñones, debilitando los huesos, los dientes y los cabellos, que son los tejidos que se le asocian.

6. **Sorpresa o *shock*:** la sorpresa extrema puede causar problemas cardiovasculares, taquicardia y presión arterial alta.

7. **Pensamiento o reflexión excesiva:** un pensamiento excesivo puede agotar la energía mental y causar insomnio, ansiedad y disminución de la capacidad para tomar decisiones. A la vez, la falta de energía puede causar todo tipo de disfunciones digestivas.

Es importante recordar que estas pasiones en sí mismas no son negativas, sino que son parte de la experiencia humana normal. El problema surge cuando se experimentan de manera excesiva o no se manejan adecuadamente. Por eso, es importante practicar técnicas del manejo del estrés, como la meditación, la respiración profunda y el ejercicio regular, para ayudar a mantener las emociones en equilibrio y en movimiento y vivirlas sin que se enquisten dentro de nosotros. Para la MTC, el inicio de cualquier enfermedad siempre está en un desequilibrio energético que puede venir de una emoción mal vivida. Por ello, tanto para nosotros como para poder establecer un buen tratamiento terapéutico, es muy importante conocer qué pasó en nuestra vida justo antes de que se desarrollara una dolencia física, ya que muchas veces allí encontramos el foco, la causa o el inicio de nuestro malestar.

De esta forma, las emociones pueden ser el motor vitalizante de nuestra vida o el paralizante de nuestra energía. Es importante, por ende, prestarle seria atención a lo que sentimos y tener en cuenta siempre a nuestras emociones para lograr mejorar nuestra vitalidad.

3. EL PRINCIPAL CENTRO DE VITALIDAD SEGÚN LA CIENCIA: LA MICROBIOTA

Llamamos «microbiota» o «microbioma» al conjunto de microorganismos que habitan en nuestro cuerpo. Estos maravillosos seres microscópicos se reparten por todo nuestro organismo, aunque se encuentran principalmente a lo largo de nuestro intestino delgado y grueso. Estos microorganismos realizan múltiples funciones en nuestro cuerpo, desde sintetizar vitaminas o neurotransmisores a llevar a cabo tareas de defensa, pasando por la regulación de nuestro peso, saciedad o estado de ansiedad, entre otras. Es tanto el aporte que produce la microbiota a nuestro cuerpo que, actualmente, existen centenares de libros que solo se dedican a explicarnos qué cepas habitan el intestino y cómo podemos repoblarlas, cuidarlas o reducirlas según necesitemos en cada momento.

Como te puedes imaginar, estas colonias de bichitos tienen un poder inmenso sobre cómo nos sentimos, lo que pensamos y, por supuesto, la sensación de vitalidad que percibimos. También sabemos que cuanta más variedad de microbioma poseamos, mejor sintonía tendremos con nuestro organismo y mayor salud.

Si la medicina china ya intentaba explicarnos el poder de nuestro centro energético y de nuestro sistema digestivo, ahora la ciencia nos confirma este maravilloso poderío interno desde la microbiota. De nuevo, el entorno al que pertenecemos y cómo nos hemos relacionado con él —tanto interior como exteriormente— va a influir muchísimo en cómo somos… o, mejor dicho, en qué cantidad y calidad de microorganismos albergamos. Toda esta información nos vuelve a colocar en el mismo proceso de siempre: primero debemos conocer cómo somos y lo que habita en nuestro interior para, después, poder articular de manera precisa y adecuada los hábitos de vida y alimentación que van a mejorar nuestra microbiota y, por ende, nuestra salud y calidad de vida.

Actualmente, a través de una muestra de heces o de los metabolitos de la orina, podemos obtener mucha información sobre nuestra microbiota, un dato interesantísimo que también nos ayuda a evaluar cómo es nuestra calidad energética y cómo podemos mejorarla a través de la microbiota. En el último capítulo del libro, hablaremos de los alimentos que más le convienen y de cómo cocinarlos para que la nutran de verdad.

Eje intestino-cerebro

Mucho se ha hablado y se continuará hablando en ciencia de este eje, ya que su bidireccionalidad es clave para entender que todo aquello que pensamos y comemos está altamente relacionado. Es más: lo que son capaces de descomponer nuestras bacterias y absorber nuestro intestino va a condicionar la calidad de nuestra memoria, pensamientos, sensaciones… y, en consecuencia, la toma de decisiones y la subjetividad vital.

Cuando fuimos un embrión, nuestro cerebro y nuestro intestino estuvieron unidos; esto podría explicar que el cuerpo cuente con más de cien millones de neuronas encargadas de la función gastrointestinal. El sistema nervioso autónomo o visceral es el que controla de manera inconsciente las funciones que se producen en nuestro cuerpo, entre ellas, las digestivas. Más concretamente, el sistema nervioso entérico es la parte del sistema nervioso autónomo que controla todas las funciones gastrointestinales; también nos advierte sobre el hambre y la saciedad. Debido a su gran cantidad de neuronas y a cómo nos afecta todo lo que sucede en él, se le ha llamado «el segundo cerebro»…, aunque algunos autores creen que el protagonismo que tiene en el cuerpo es tan grande que sería mejor llamarlo «primer cerebro».

Sabemos que el desarrollo de nuestro cerebro y del que tenemos en el intestino (sistema nervioso entérico) van unidos y que sus características dependen de dos factores: el primero es la genética y el segundo son los hábitos de vida que desde el inicio de nuestra vida nos han conformado. Entre estos se encuentran el tipo de lactancia, el uso de antibióticos, vivir o no en el campo, tener o no animales domésticos, la alimentación, el estrés, etc. Como todo es altamente moldeable, aunque hayamos nacido con una constitución microbiana pobre por genética y hábitos de vida de nuestra madre en el embarazo, podemos mejorarla totalmente a través de lo que hacemos en nuestro día a día con nuestros hábitos de vida.

Por otro lado, también sabemos que el neurodesarrollo cerebral está altamente ligado a la composición de nuestra microbiota y que durante los primeros mil días de vida del ser humano se consolida la comunicación del eje intestino-cerebro y la construcción del desarrollo de nuestra personalidad.

El sistema nervioso simpático y el parasimpático son las dos vías de comunicación que se dan entre nuestro cerebro y el sistema nervioso entérico. La activación de una vía u otra depende de muchos factores, entre ellos cómo percibimos el mundo y las amenazas que este alberga. Este eje es bidireccional: lo que sucede en nuestros intestinos, mediado sobre todo por nuestra microbiota, modula el desarrollo cerebral y el comportamiento. Todo este conocimiento refuerza una vez más la importancia de cuidar de nuestro vientre *(hara)* y de conocer lo que en él está sucediendo. Sabemos que la construcción de vitaminas, enzimas, neurotransmisores del bienestar, hormonas, ácidos grasos, etc., se produce en una proporción muy elevada en nuestros intestinos gracias a la microbiota. Como te puedes imaginar, la calidad de nuestra energía o vitalidad va a depender también de ella. Por ello, es muy importante aprender a cuidarla, sobre todo, a través de los alimentos que la nutren y la regulan y de un aporte al sistema digestivo que haga que todo funcione correctamente. Es tan importante este tema para tener vitalidad que casi todo el último capítulo de este libro lo vamos a dedicar a ello.

2

Qué es la nutrición energética

El concepto «nutrición energética» proviene de las filosofías orientales y se desarrolló con base en la observación. Los médicos de antaño recetaban alimentos, bebidas y tratamientos para mejorar o prevenir enfermedades. A base de probar, sentir y observar qué pasaba en el cuerpo después de ingerir un tipo u otro tipo de alimento fueron documentando las experiencias y elaborando un gran acervo sobre qué efectos provoca un alimento en nuestro cuerpo más allá de que sea un nutriente requerido para la salud del organismo. Esta observación les permitió darse cuenta de que los alimentos interactúan en el cuerpo dependiendo de la persona, es decir, según cómo se encuentra el individuo, un mismo alimento puede sentarle muy bien o muy mal. Esto es, asimismo, el inicio de lo que conocemos como intolerancias, alergias alimentarias, disbiosis intestinal, gastritis crónica… y tantas otras patologías asociadas a la salud de nuestro sistema digestivo.

Actualmente, algunas de esas características que intuyeron los sabios ancestrales por observación y experimentación han sido validadas por la ciencia al poderse medir y comprobar en los laboratorios. Sin embargo, si el lector espera encontrar validación científica de todos los alimentos y tipos de cocción que voy a compartir en este libro para mejorar la vitalidad, va a decepcionarse porque todavía no hay ciencia que pueda demostrar todo lo que se descubrió durante miles de años de experiencia. Aun así, espero lograr guiarte por el camino del sentir cada alimento en tu cuerpo para que puedas experimentar cómo te sienta y si te conviene.

Una curiosidad que resulta muy ilustrativa es que a los médicos orientales se les pagaba para mantener la salud de la persona, por lo que se les dejaba de pagar cuando esta enfermaba. El arte de un buen médico era, pues, enseñar a su cliente a conservar su salud, a mejorar su calidad de vida y a alejar la enfermedad lo máximo posible del organismo. El arte de un buen nutricionista debe ser el mismo: el de enseñar las características de todos los alimentos, las mejores combinaciones según la franja horaria y estacional, las mejores cocciones según qué queremos potenciar y los periodos de descanso digestivo que necesitamos. Todo enfocado a la mejora de nuestra vitalidad y a la prevención de la enfermedad.

La nutrición energética es holística porque es una práctica que nutre en todos los sentidos: nutre tu cuerpo físico, tu cuerpo mental, tu cuerpo emocional y tu cuerpo espiritual. ¿Por qué? Porque contempla en los alimentos mucho más que nutrientes bioquímicos: ve tipos de energía, ve afinidad por órganos, ve movimientos emocionales. Cuando comemos cualquier alimento, no solo estamos ingiriendo sus nutrientes, sino que también ingerimos su vitalidad, su velocidad de crecimiento, la cantidad de sol o luna que absorbió, la estación a la que pertenece, el frío o el calor que contiene, etcétera.

Al comer un alimento, no solo nutrimos nuestro cuerpo,
sino que también sentimos un efecto sensitivo dentro de nosotros:
frío, calor, satisfacción, nerviosismo, calma, concentración,
activación, dispersión...

Además, sabemos que la alimentación influye en la interocepción. La interocepción es uno de los siete sentidos que tenemos, el más importante, al que le presta más atención nuestro cerebro para mandar al resto del cuerpo las señales bioquímicas de bienestar o de incomodidad. La interocepción es lo que sienten nuestras vísceras, nuestros órganos, por lo que no debemos olvidar que a través de estos pasan los alimentos. Nosotros no sentimos directamente sus señales porque la interocepción es un sentido inconsciente.

*La energía del alimento se compone de esas cualidades
que van más allá de los nutrientes, las cuales son percibidas
por nuestro organismo y traspasadas a nuestro cerebro, lo cual,
a su vez, repercute en cómo pensamos o nos sentimos.*

Como te puedes imaginar, si aprendes qué energía tiene cada alimento, además de qué nutrientes contiene, puedes optimizar no solo tu cuerpo físico, sino también la calidad de tus pensamientos y todo tu bienestar emocional, porque de lo que comemos nace lo que pensamos y sentimos.

La vitalidad es, como ya hemos señalado, una mezcla entre la energía que heredaste y la energía que cuidas y alimentas cada día. Por ello, te recomiendo que te conviertas en un experto en ti mismo. No te preocupes: con mi ayuda descubrirás que la comida es uno de los mejores combustibles para transitar lleno de bienestar por esta vida.

1. EL ORIGEN Y LAS BASES DE LA NUTRICIÓN ENERGÉTICA

Para poder entender las bases en las que se sustenta la nutrición energética y el concepto de vitalidad asociado, debemos hablar de su base filosófica: el taoísmo.

El taoísmo es un sistema filosófico y religioso que tuvo su origen en China en el siglo VI a. C. Basada en las ideas del filósofo Lao Tse, esta filosofía se caracteriza por creer que existe una solidaridad absoluta entre el hombre y la naturaleza.

A lo largo de más de cinco mil años, los maestros taoístas investigaron y desarrollaron diversos métodos destinados a lograr fines tan deseables por toda la humanidad como la felicidad y una larga vida. Algunos de tales métodos fueron agrupados bajo la denominación «alquimia externa», ya que se encontraban fuera del ser humano. Entre ellos se encontraba la píldora de la inmortalidad, las pociones mágicas, los cristales, las esencias cristalinas, las esencias florales, las piedras preciosas, etcétera. Los más elevados maestros taoístas se dieron cuenta de que la ayuda proporcionada por los métodos externos era muy limitada y generaba una dependencia de ciertas sustancias que no siempre eran fáciles de conseguir y que a veces también podían comprometer la salud de las personas.

En su continua búsqueda de una fuente de energía ilimitada, volvieron su atención hacia adentro, intentando descubrir los misterios relacionados con las fuerzas vitales del organismo. Les apasionaba estudiar cómo el organismo se mantiene y se sana. En el curso de esta búsqueda, hallaron que el universo externo contenía una fuerza enorme y que el universo interno del ser humano podía beneficiarse de dicha fuerza si ambos lograban estar, de algún modo, conectados. A partir de aquí, toda la línea de sanación taoísta se encaminó a encontrar la forma de conectar las maravillosas fuerzas vitales de la naturaleza con la vitalidad de nuestro cuerpo para aprender a sanarnos.

Si no sabemos cómo somos, no podemos saber qué necesitamos.

Para la nutrición energética, el autoconocimiento es imprescindible. Si no sabemos cómo funcionamos, no podemos aprender a cuidarnos, no solo a nivel físico, sino que tampoco podemos cuidar nuestra manera de pensar o de emocionarnos. Actualmente, la ciencia ha demostrado que el poder de nuestra mente y la sensibilidad de nuestras emociones son herramientas inmensas que repercuten muchísimo en lo que le acaba pasando físicamente a nuestro cuerpo.

Para el taoísmo, conocer nuestra energía —o, mejor dicho, nuestra tendencia energética— es muy importante porque es nuestro sello de identidad. Aquí se manifiesta la tendencia que tenemos a enfermar y, a la vez, las fortalezas que tenemos que potenciar. La energía, el *chi*, no puede estancarse: si no queremos enfermar, debe fluir. Moverse es clave para tener salud; de hecho, es lo que más va a influir en que tengas o no un buen estado de salud. Si interrelacionamos esta recomendación occidental con la medicina china, hallamos la revelación de que la energía debe fluir por nuestro cuerpo: si se estanca, se pudre y, entonces, aparece la enfermedad. Una de las mejores maneras de hacer que esta fluya es promoviendo el movimiento con ejercicio físico y con alimentos que ayuden a que los fluidos corporales se muevan y a que se produzca una buena detoxificación del organismo.

Como la energía era muy importante para los taoístas, nos hablan de tres centros de energía que habitan en nuestro cuerpo. Para nuestra sorpresa, se corresponden con los tres cuerpos de los que continuamente hablamos cuando nos referimos a la globalidad del ser humano:

- El *shen*, que sería nuestra mente y espiritualidad.
- El *chi*, que sería nuestra energía vital y nuestra parte emocional.
- El *jing*, que sería nuestro cuerpo físico.

Toda la nutrición energética va enfocada a mantener, equilibrar y nutrir estos tres cuerpos, que a la vez son también los tres tesoros del ser humano.

Como todo está interconectado en y con nuestro ser, la naturaleza —y en ella los alimentos— será uno de los recursos energéticos más fáciles de absorber por nuestro cuerpo para tener vitalidad. Si nos coordinamos con los ritmos de las energías de la naturaleza, iremos a favor de la salud, pero si no los tenemos en cuenta, será más fácil caer en desequilibrios y enfermedad. Según estas premisas, no podemos separarnos de la naturaleza porque somos parte de ella: habitamos en ella a la vez que ella habita en nosotros. La clave de la armonía y de la vitalidad es mantener esta interdependencia en equilibrio. Por ello las estaciones, las horas del día y la latitud de la tierra influyen constantemente en nuestro bienestar y deberían de tenerse en cuenta al elegir qué debemos de comer en cada momento.

Los maestros taoístas explicaron también que el ser humano depende de los vegetales, los animales y los minerales como fuentes de energía, ya que las células humanas son incapaces de absorber la luz en la cantidad necesaria para su supervivencia (como sí hacen las plantas o los árboles). Dado que nuestras células corporales no nos permiten recibir de una manera más completa la vitalidad del sol, dependemos casi totalmente de que la vegetación, los animales y los minerales sí lo hagan: así, a través de su consumo, nosotros adquirimos una gran parte de dicha energía vital.

> El alimento desde el taoísmo es uno de los conductores directos
> de la energía, ya que el ser humano no la puede absorber
> directamente de las energías celestes y terrestres.

Voy a detenerme un momento aquí para que entiendas bien el concepto de energías celestes y terrestres. Esto no es ni más ni menos que varios de los elementos de la naturaleza que sabemos por ciencia y por experiencia que al rodearnos de ellos nos sentimos mucho mejor. Uno de ellos es la luz del sol, gran vitalizante, y que las plantas pueden absorber mucho más que nosotros. A través de esta absorción solar hacen la fotosíntesis y crean glucosa de buena calidad en forma de fruta o vegetales que acabamos comiendo nosotros.

También es la energía de los árboles, plantas, flores, montañas, arena, piedras… Estos componentes naturales irradian una serie de componentes que nos hacen sentir mucho bienestar. Por ello, todos volvemos revitalizados después de darnos un baño en el mar, pasear por un bosque o subir a una montaña. Lo mismo pasa cuando miramos el cielo de noche y nos dejamos envolver por la luz de las estrellas y la inmensidad del universo: nos sentimos mejor porque somos naturaleza y estamos hechos para ser canales de su energía. Cuando estamos en contacto directo con la naturaleza, todo nuestro organismo se recarga de energía y se libera de las cargas tóxicas que acumula más rápidamente. Este maravillo intercambio se traduce en una mejor calidad de vida.

> Somos organismos que recogen y liberan energía. Cuando esto
> lo hacemos diariamente, nos revitalizamos y somos capaces de
> eliminar la carga tóxica que acumulamos.

Más adelante veremos que los alimentos de origen vegetal —como las plantas, frutas, verduras, cereales, legumbres, setas, semillas, frutos secos, algas…; en resumen, todo lo que viene del mundo vegetal— son aquellos que más energía absorben de la tierra, del sol y de la luna. Por ello, nuestra alimentación tiene que ser en su gran medida de origen vegetal para gozar de salud y vitalidad.

Tras ver todas estas premisas filosóficas, podemos entender que la gran mayoría de las dietéticas orientales beben de la filosofía taoísta y basan su efectividad en el conjunto de consecuencias que tienen los alimentos en el organismo al ser consumidos. ¿Y cuáles son estas consecuencias, estos «efectos energéticos»? Pues son la sensación térmica de calor o de sentirte refrescado, o de sentirte más activo o más fortalecido o más concentrado o más relajado o de mejor humor… Estas sensaciones van más allá de que un alimento concreto pueda beneficiarte más o menos a nivel nutricional: son las que nos ayudan a nutrirnos holísticamente, aportando un plus de bienestar que no se consigue si solo tenemos en cuenta los nutrientes bioquímicos de los alimentos (es decir, los carbohidratos, las proteínas, las grasas, la fibra, los minerales, las vitaminas y el agua).

Para la nutrición energética, un alimento es mucho más que nutrientes, ya que al comerlo experimentamos unas sensaciones, unas emociones tanto conscientes como inconscientes en nuestras vísceras, que se traducen en un estado físico y emocional.

Para que me entiendas mejor, voy a ponerte un ejemplo: imagina que es otoño y llegas a casa cansada y con frío a la hora de cenar. Si solo piensas en comer sano después de una larga jornada fuera de casa, puede que te prepares una ensalada con abundantes hortalizas variadas, frutos rojos, frutos secos e igual algo de proteína de calidad, aderezada con un buen aceite de oliva, porque eso es lo que oíste que es comer bien y sano. Sin embargo, si sabes de nutrición energética, no vas a prepararte una ensalada: probablemente cocines verduras de temporada a la papillote o te hagas una crema de verduras o te tomes un caldo con condimentos que calentarán tu organismo y te ayudarán a digerir rápido, a entrar en calor y a sentirte reconfortada. La canela, el jengibre, el *miso* o la nuez moscada cumplen esta función. Además, añadirás alguna proteína como un huevo o un pescado o un tofu bien cocinado para que la recarga de energía sea maravillosa. La diferencia entre esta cena y la anterior es que esta se encuentra alineada con la estación del otoño, con reparar el cansancio, con calentar tu organismo y con evitar que gastes mucha energía en digerir. Aquí no estamos pensando solo en los nutrientes: estamos pensando en cómo estás tú, en que es tarde-noche, en que es otoño y en que al atardecer hay menos energía digestiva. Esto que te cuento aquí es clave para tener vitalidad. Ambas cenas tienen muchos nutrientes, pero solo la segunda va a facilitarte la digestión y la absorción de estos nutrientes, además de aportarte mucho confort general al ser cocinada y especiada específicamente para darte calor interno en otoño.

A esto me refiero cuando hablo de nutrición energética: a tener en cuenta muchas más cosas que los nutrientes de los alimentos a la hora de seleccionar un plato. A pensar en cómo estás, qué momento del día es, en qué estación del año te encuentras y cómo es tu constitución digestiva.

Si adecuamos lo que comemos a lo que somos, no solo ahorramos energía, ¡sino que la ganamos!

Por ello, a las dietéticas que tienen en cuenta este conjunto de efectos más allá de los nutricionales las llamamos «dietéticas energéticas». Dentro de estas nos encontramos, entre otras, la ayurvédica en la India, la macrobiótica en Japón, la tibetana en el Tíbet y la dietoterapia energética en China. En este libro nos vamos a basar en la nutrición energética según la dietética energética de la medicina tradicional china, pero adaptándola a la sociedad occidental, a las últimas investigaciones en nutrición y a los desafíos del siglo XXI; realmente, en mi propia metodología de nutrición energética.

En la nutrición occidental, los alimentos se desmenuzan y analizan en un laboratorio para clasificarlos según su composición química (proteínas, vitaminas, lípidos…) y según la cantidad de energía (kilocalorías) que producen cuando se queman. En la dietética energética, los alimentos se observan en su globalidad y se clasifican por sus propiedades físicas (naturaleza, color, sabor, afinidad por órganos…) y por el efecto que producen en el organismo cuando se comen. Por ello, en la nutrición energética, los alimentos se seleccionan para cada persona teniendo en cuenta cómo se encuentra o cómo es (friolento, caluroso, débil, pletórico, de metabolismo lento, de metabolismo rápido, de tendencia a estresarse, de tendencia a padecer ansiedad…). Además, siempre tenemos en cuenta el clima y la estación del año, ya que estos factores externos también intervienen en la prevención de la salud.

Todos los alimentos llevan en su interior cualidades inherentes que determinan el efecto que los alimentos ejercen sobre el cuerpo: algunos nos hidratan, otros nos calientan, otros nos refuerzan, otros nos relajan, otros nos activan… Después, su método de preparación puede servir para neutralizar o reforzar esas cualidades, con el objetivo de que consigamos el fin deseado. Por ello es tan importante no solo conocer los alimentos adecuados, sino también aprender a cocinarlos.

Aunque esto ahora te parezca puramente chino, te aseguro que lo vas a entender perfectamente. Pongamos otro ejemplo: las verduras. Todas las verduras son hidratantes porque contienen gran cantidad de agua; no obstante, hay verduras más hidratantes que otras: no es lo mismo comer lechuga romana que brócoli, aunque ambas son verdes, tienen clorofila, vitamina C, fibra, calcio, etc. El brócoli, al ser más compacto, hidrata menos, con lo cual también enfría menos, porque el agua, además de hidratar, enfría. ¿Ves por dónde voy? Ahora vamos a la cocción: si ese brócoli lo hacemos al vapor cinco minutos, es relajante para nuestro organismo porque el vapor relaja. Por lo tanto, será ideal para una cena o para una persona que esté estresada. Pero si lo hacemos a la papillote con sal, cúrcuma y aceite, será, además, reforzante porque el calor del horno es más potente que el del vapor y porque las especias calientes van a acelerar el metabolismo, reforzar la inmunidad y ayudarnos a que lo digiramos mejor. Estos son los detalles que marcan una gran diferencia energética en la persona: en este caso, elegir qué verdura se adapta mejor a mí y cómo cocinarla según mis necesidades actuales.

El conocimiento de la nutrición en China tiene raíces que datan como mínimo de hace seis mil años. Las primeras personas que desarrollaron la dietoterapia energética fueron filósofos y médicos. Estos, para poder simplificar toda la complejidad de la energía de los alimentos, la englobaron en dos términos que tenemos que conocer para entender cómo funciona la nutrición energética: el yin y el yang.

Las dos principales energías: el yin y el yang

En el apartado anterior hemos hablado del concepto de energías celestes y terrestres. El taoísmo considera que en la naturaleza hay dos energías básicas a tener en cuenta para gozar de equilibrada salud: la energía del cielo (que la medicina china llama «yang») y la energía de la tierra (que denomina «yin»). Estas dos fuerzas son complementarias y a la vez opuestas.

La energía yin se asocia a la mujer, a la luna, a la oscuridad, al frío, a la hidratación, a la expansión, a la dispersión, a la lentitud, a la introspección, a la melancolía…, mientras que la energía yang se asocia al hombre, al sol, a la claridad, al calor, a la sequedad, a la contracción, a la asimilación, a la actividad, a la extroversión, al entusiasmo, etc. Todo en el universo contiene intrínsecamente las dos energías, pero destaca en una de ellas.

Esta teoría bipolar originaria de la medicina tradicional china es la manera más fácil de hacernos un autodiagnóstico para evaluar cómo está nuestra energía y qué podemos hacer para equilibrarla, ya que el ser humano debe nutrirse de estas dos fuerzas para mantener la salud. Por ello es tan importante entender que es imposible tener vitalidad si nos desconectamos de lo que nos rodea y no lo tenemos en cuenta cuando tenemos que tomar cualquier decisión: qué comer, cuándo ir a dormir, cuándo salir a movernos, etcétera.

Como nada es absoluto —aquí viene la magia de la nutrición energética—, puedes tener una tendencia de género yin (mujer) pero una tendencia de funcionamiento más yin o más yang, o sea, más lenta o más rápida —para definirlo sencillamente—, lo cual depen- derá de muchos factores (genética, cultura, educación…). O sea, que todo es flexible y a la vez altamente moldeable: es ahí donde reside la posibilidad de mejora de cualquier desequilibrio del ser humano.

Según esta clasificación, los principales desequilibrios energé- ticos que se pueden dar en el ser humano son cuatro:

- Exceso de yin: hay demasiada lentitud metabólica, frío, retención de líquidos, melancolía… El organismo está hipoestimulado.
- Deficiencia de yin: existe una falta de hidratación, lubrificación, frescor, calma…
- Exceso de yang: hay demasiada hiperactividad, calor, fuego, an- siedad, excesos… El organismo está hiperestimulado.
- Deficiencia de yang: se da una falta de calor, actividad, energía, entusiasmo…

Vamos a poner un ejemplo: si descansamos bien, por la mañana nos levantamos y vamos elevando nuestra energía progresivamente con nuestras rutinas, movimientos corporales, baño, desayuno… Pasamos de un estado de quietud (el descanso nocturno en la cama, yin) a un estado de movimiento (el despertar, yang). Si todo está bien, a media mañana es cuando tenemos más energía, ya que es cuando hay más yang disponible y somos capaces de realizar las tareas más tediosas; después, al atardecer, la energía empieza a decaer progresivamente al igual que decae el sol, tornamos físicamente hacia el yin y queremos hacer tareas más tranquilas que requieran de menos actividad física y mental hasta, finalmente, acostarnos en un estado que debería ser de calma, de yin, dispuestos a recargarnos íntegramente de energía mientras dormimos. Este sería el proceso natural de la energía en el organismo, la cual va acompañada de la elevación del cortisol (yang) por la mañana y el declive de este por la noche, a la vez que se eleva la melatonina (yin) por la noche y decae al amanecer.

Hay personas que tienden físicamente hacia el yin, o sea, a contar con poca energía o una energía de relajación o lentitud, pero continúan teniendo un exceso de energía mental (yang) por estrés. El exceso de carga mental por estrés es yang y es igual de paralizante a nivel energético que una condición física yin de agotamiento. Esto es muy común en nuestra sociedad occidental, sobre todo en las mujeres. Llegamos a casa agotadas físicamente, pero tenemos tantas cosas en la cabeza que no podemos descansar. Cuando la mente está muy llena de pensamientos, no puede resolver y queda paralizada. Probablemente, estas personas, aunque estén muy cansadas físicamente, no puedan relajarse y dormir bien porque tienen mucha actividad mental (yang).

Igual de controvertido es tener un exceso de yin que de yang. Debido a esto, a veces el cuerpo se tiene que trabajar de una manera y la mente de otra, porque hay energías descompensadas opuestas. No te preocupes: de momento estamos en los capítulos explicativos e introductorios, pero progresivamente iremos abordando metodologías y técnicas para equilibrar estos desajustes de cuerpo y mente.

Para equilibrar estas energías descompensadas que pueden dar lugar a enfermedades, la nutrición energética usa los alimentos y los hábitos de vida. De esta manera, los alimentos yin y las cocciones yin nos ayudarán a equilibrar el estrés, la ansiedad, las hiperfunciones del cuerpo; en resumen, todo lo que está en exceso de cantidad o de actividad, porque el yin ralentiza los procesos del cuerpo, refresca y ayuda a calmar. De la misma forma, los alimentos y las cocciones yang nos ayudarán a equilibrar el agotamiento por debilidad, falta de vitalidad, falta de energía, tristeza, depresión e hipofunciones del cuerpo; en resumen, todo lo que está en déficit de cantidad o de actividad, porque el yang activa el metabolismo, calienta el cuerpo y ayuda a fortalecerlo.

Cuando la energía yin/yang está descompensada en nuestro organismo, el cuerpo consume mucha vitalidad en reequilibrarla. Por ello, el arte para tener salud, jovialidad y vitalidad consistirá, en parte, en mantener estas dos energías equilibradas en nuestro ser.

Debemos recordar que todos poseemos las dos energías, pero que cada uno de nosotros tiende a tener más de una que de otra. Hay personas con más energía yin y personas con más energía yang, aunque recuerda que esta tendencia puede venir marcada tanto por genética como por los hábitos de vida.

Para esclarecer más estos conceptos, una de las dietéticas energéticas procedentes de Japón, la macrobiótica, clasificó a los alimentos en yin o yang según producían en nuestro cuerpo una u otra energía al consumirlos. La macrobiótica diseñó una manera de alimentarnos que mantuviera estas dos energías equilibradas, pero teniendo en cuenta las necesidades de la cultura donde nació (Japón) y el momento actual. En este libro no se apuesta por la alimentación macrobiótica, pero sí que nos apoyamos en algunas de sus directrices y en su maravillosa filosofía, ya que son muy interesantes para ayudarnos a conocernos a nosotros mismos, a saber, qué energía tenemos y a aprender a equilibrarnos con una alimentación consciente y adaptada a quienes somos.

Además de hablar de alimentos yin y yang, la macrobiótica habló de alimentos neutros. Los alimentos neutros o de energía neutra son aquellos que, al comerlos, no nos producen ni frío ni calor interno, ni nos suponen un exceso de energía digerirlos (si los preparamos bien); como consecuencia, son los que más nos equilibran cuerpo, mente y emoción. Estos alimentos son los que, por sentido común, más deberíamos comer en el mundo occidental, que contempla las cuatro estaciones.

En la siguiente tabla ilustro estas tres energías: el yang, con alimentos que nos van a aportar más calor, más activación, pero también más tensión interna; el yin, con alimentos que nos van a enfriar y a hidratar, pero también a debilitar si los consumimos en exceso; y los neutros, que son los más estables energéticamente para nuestra vida diaria.

Tal y como hemos hablado al principio, las energías no son estáticas: como todo es relativo a algo, dentro de cada grupo el alimento que está situado más hacia arriba es más yin dentro del yin y el que está más hacia abajo es más yang dentro del yang. O sea, que dentro del grupo de los considerados neutros también hay alimentos que son más hidratantes y refrescantes que otros, al igual que hay alimentos que son más caloríficos y nutritivos que otros. Sin embargo, la diferencia se encuentra en que su proceso digestivo nos desestabiliza menos, nos desgasta menos, con lo que nos da más que lo que nos quita… y de eso se trata.

A modo de resumen, los alimentos que, en general, más deberíamos consumir son los del grupo neutro. Usaremos los del grupo yin o yang terapéuticamente para equilibrar nuestra energía y, a la vez, nos decantaremos por una tendencia más yang o más yin dentro del grupo neutro según sea nuestra constitución. Por ejemplo, si eres una persona con una constitución yang y una mente yang, dentro del grupo equilibrador de los alimentos neutros usarás más cantidad de ingredientes yin: más verduras, menos cereales y, como proteína, mejor legumbres o pescado blanco que aves de corral. Condimentarás más con hierbas aromáticas frescas, con limón o vinagre, y beberás más agua. En cambio, si eres una persona de constitución yin, usarás más verduras de raíz, tomarás como proteína más pescado azul, condimentarás más con *miso* y hierbas aromáticas secas y las cocciones serán más calientes.

Según estas directrices, una vez sabemos si tenemos una constitución yin o yang, deberíamos basar nuestra alimentación en los alimentos que equilibran nuestra energía constitucional para desgastar menos nuestro organismo, a fin de gozar de más salud y vitalidad. Tiene sentido, ¿verdad? Esta es una de las primeras premisas de la nutrición energética: entender las dos energías y saber cuál tienes. En el próximo capítulo desarrollaremos las constituciones para que puedas elegir qué es lo que te conviene para tener más vitalidad. De todos modos, recuerda que esta clasificación yin/yang de la macrobiótica nos sirve para entender los conceptos claves de la energía, pero no nos vamos a basar solo en ella: especificaremos mucho más para que puedas hacer un gran trabajo en tu salud y alcances la vitalidad.

Tabla de las características yin/yang en el cuerpo, en la personalidad y en la naturaleza

ENERGÍA YIN	ENERGÍA YANG
Femenino	Masculino
Noche	Día
Oscuridad	Luz
Lentitud	Actividad
Clima frío	Clima cálido, tropical
Nutre y absorbe	Activa, transforma o elimina
Frío, escalofríos	Calor, sofocos
Humedad, mucosidad, hidratación	Sequedad, irritación, inflamación
Luna	Sol
Otoño, invierno	Primavera, verano
Introvertido	Extrovertido
Centrífugo	Centrípeto
Parte baja del cuerpo	Parte alta del cuerpo
Descansar, dormir	Actividad física o mental
Cansancio, somnolencia, pesadez	Hiperactividad, nerviosismo, agitación
Poco apetito	Mucho apetito
Introvertido, sentimental	Pasional, impulsivo

Mi tabla yin/yang de los alimentos y comestibles actuales

YIN	
• Drogas y medicamentos • Alcohol • Estimulantes (café, té negro, té verde, bebidas gaseosas azucaradas) • Vinagres • Azúcares (azúcar blanca, de caña, miel, sirope de arce, helados, chocolate, fructosa, endulzantes artificiales: manitol, xilitol, sacarina…) • Jalea real y polen • *Kombucha* • Algas de lago (*chlorella*, espirulina, *klamath*) y agar-agar • Leche de soya	• Lácteos blandos (mantequilla, crema, leche, *mató*, yogur, kéfir de leche…) • Aceites • Hierbas aromáticas frescas • Hierbas aromáticas secas • Frutas tropicales (plátano, mango, aguacate, coco, papaya…) • Frutas locales expansivas (dátiles, toronjas, ciruelas, higos…) • Verduras solanáceas (jitomates, berenjenas, pimientos, papas) • Verduras con oxalatos (espinacas, acelgas) • Setas • Germinados

ENERGÍA MODERADA	
• Endulzantes naturales (melaza de cebada, arroz o maíz, *amazake*, concentrado de frutas locales, sirope de agave) • Frutas secas locales (pasas, chabacanos, orejones, manzanas, peras…) • Frutas frescas locales (manzanas, peras, duraznos, chabacanos, nísperos, cerezas, fresas, sandía, melón) • Frutos secos • Semillas • Verduras locales y de temporada	• Algas de mar (*kombu*, *wakame*, espagueti) • Leguminosas (garbanzos, lentejas, frijoles, habas, chícharos, algarroba…) • Proteínas vegetales procesadas (*tempe*, seitán, tofu ahumado) • Pasta integral • Cereales integrales • Pescado blanco • Cefalópodos (pulpo, sepia, calamar) • Pescado azul • Aves de corral

YANG	
• Especias calientes (curri, ajo, chile rojo, jengibre, pimientas, mostaza…) • Mariscos • Carnes rojas • Carne de caza • Quesos secos y salados	• Embutidos • *Pizzas*, galletas y horneados • Papas chips y aperitivos fritos y salados • Condimentos salados (*miso*, *shoyu* o salsa de soya *tamari*, *umeboshi*) • Sal

La concepción del cuerpo: *chi, jing, shen*

Según la MTC, el ser humano es un todo complejo configurado por unos elementos esenciales: el *chi* (la energía vital y la emoción), el *jing* (la esencia vital y el cuerpo físico) y el *shen* (el espíritu y la mente). Si perdemos alguno de estos componentes, se acaba la vida.

El cuerpo es una red de conductos repletos de *chi* (la fuerza vital) que en la MTC llaman «meridianos». En una persona sana, el *chi* fluye equilibradamente por estos canales. Cuando la energía se queda bloqueada, se desencadena la dolencia. La acupuntura puede ser muy útil para facilitar el flujo de energía por estos trayectos. El *chi* (componente yang según la medicina china) está estrechamente relacionado con la sangre o *xué* (componente yin). La sangre ofrece el aspecto nutritivo en el cuerpo y alimenta el *chi*. Por ello, debemos comer muy bien, ya que el propósito de alimentarnos es el de generar una buena calidad de sangre que nutra el *chi* para que este fluya correctamente por todo nuestro cuerpo.

El *jing* es la esencia de la vida, el cuerpo físico, y se encuentra en los óvulos, el esperma, la médula ósea y el cerebro. En el momento de la concepción, el feto absorbe esta esencia vital del óvulo y del esperma, que se verá reforzada con los hábitos llevados a cabo en el embarazo y durante la lactancia materna. De este modo, nacemos ya con una seña de identidad energética muy marcada. Durante el transcurso de nuestras vidas, vamos utilizamos este *jing* hasta que, cuando se acaba, morimos. Aunque esto te pueda parecer una limitación genética, no es así: solo son tendencias constitucionales que debemos tener muy en cuenta para poder sacarles el máximo provecho a nuestras vidas.

El *jing*, nuestra esencia vital según la medicina tradicional china, se guarda en los riñones. Es nuestra responsabilidad cuidar esta energía a través de nuestros hábitos de vida para que no se desgaste rápidamente.

Aquí menciono algunos de los hábitos que los médicos chinos afirmaban que servían para preservar la calidad de nuestro *jing*:

- Dormir mínimo ocho horas.
- Hacer comidas regulares, dos-tres veces al día en los mismos horarios, y adecuadas a nuestra constitución.
- Comer alimentos no procesados (en el procesamiento industrial se pierden las cualidades del alimento y su energía) y ecológicos (las sustancias químicas, los pesticidas y las hormonas interfieren en todos nuestros procesos metabólicos).
- Respirar aire fresco a diario, si es posible, en un entorno de naturaleza.
- Mantener un buen sentido del humor y unas relaciones sociales enriquecedoras.
- Hacer un poco de ejercicio cada día y, sobre todo, caminar para mover la energía.
- No tener hábitos tóxicos (como el exceso de café, tabaco, alcohol, azúcar...).
- Ejercitar la mente.

Todas estas acciones —que no son ni más ni menos que hábitos saludables— pueden hacer que esta esencia nos dure más tiempo y que, por ende, nuestra calidad de vida aumente.

Por último, el *shen* es la energía psíquica, mental y emocional, agrupadas para poder tomar el mejor camino, la mejor decisión según el sentido común. Este ente o energía la alberga el corazón en conexión con el cerebro: desde la sabiduría ancestral, nunca se separó el corazón o la emoción de la mente; al revés, se situó la mente en el corazón. El *shen* es lo que nos indica cómo se encuentra el estado espiritual y vital de la persona, es el aura que esta irradia cuando se siente armónica y plena.

> La calidad del *shen* se observa en los ojos, la piel y el pelo. Cuando el *shen* es feliz, el individuo irradia luz y los ojos brillan como el espejo de su alma.

Según los taoístas, el *shen* se cultiva con la meditación y la paz mental. Todas las actividades filantrópicas, creativas, espirituales o artísticas también lo alimentan.

Ahora retomaremos la idea del yin y el yang a fin de comprender dos conceptos clave para conocer y mejorar nuestra energía: el concepto de constitución y el concepto de condición.

Las constituciones y condiciones vitales

Como acabamos de ver, la constitución es heredada: está formada por aquellas tendencias genéticas de nuestros aspectos físicos, funcionales, mentales… que marcan una tendencia en nuestra vida. Por ejemplo, el ser bajo o alto, el tener corpulencia ancha o estrecha, el tener un metabolismo rápido o lento, el ser activo o pasivo, diurno o nocturno. Se trata de un patrón genético que marca la tendencia a vivir y a enfermar de la persona, por lo que tenemos que tenerlo muy en cuenta. Es nuestro documento de identidad, clave de nuestro autoconocimiento, determinante para poder tomar buenas decisiones de salud.

> Si aprendes a conocerte en profundidad y a descubrir tus fortalezas y debilidades genéticas, poseerás una vitalidad arrolladora. No hay nada más gratificante que conocer nuestros talones de Aquiles y llevarlos bien protegidos para que no nos los dañen nunca.

La condición, en cambio, es totalmente cambiante: se encuentra estipulada por nuestros hábitos de vida. Nuestra condición puede cambiar a diario y la podemos controlar con nuestras acciones y el ambiente en el que vivimos. Está muy relacionada con estados físicos, mentales o emocionales. Por ejemplo, el estar más o menos cansado o más o menos nervioso, el tener más o menos frío… Está en nuestras manos aprender a equilibrar o no nuestros hábitos de vida para evitar perder energía, enfermar o morir más rápidamente.

> Podemos tener una tendencia constitucional que marca una forma física, mental y emocional, pero afortunadamente lo que va a remarcar esa tendencia o a equilibrarla son nuestros hábitos de vida.

La energía de los alimentos según la MTC

Cuando hablamos del carácter energético del alimento, nos referimos a algo bastante diferente de lo que conocemos como nutrientes o kilocalorías. Cada alimento tiene, además de sus características propias, su manera de comportarse en el organismo: esto es lo que podemos clasificar como energía vital.

Las cualidades energéticas de los alimentos, según la nutrición energética, se crean en función de la clase de ambiente en que vive, de cómo se forma la planta o animal, de cómo es su crecimiento, del agua que recibe, del momento del año en que crece, de la cantidad de sol que recibe y de otros muchos factores que le aportan unas cualidades que van mucho más allá de las bioquímicas.

> Las cualidades bioquímicas son importantes, ya que nuestro cuerpo se construye con reacciones físicas y químicas, pero las energéticas también, porque somos un flujo de energía que conecta todo nuestro cuerpo con el exterior.

Sabemos que todo lo que sucede en nuestro cuerpo afecta a nuestra mente y a la inversa, de ahí la gran frase de William James: «No lloro porque estoy triste, estoy triste porque lloro». Ahora que conocemos por la ciencia que el principal sentido al que presta atención el cerebro es el de la interocepción (la sensación que tienen nuestros órganos, nuestras vísceras, de lo que les pasa en un grado inconsciente), ¿cómo no nos van afectar todas las cualidades vitales de un alimento, las cuales van a mezclarse y formar parte de nuestro ser? De ahí también la frase: «Somos lo que comemos», aunque más adelante veremos que realmente somos lo que asimilamos, porque de la misma manera que «no vemos el mundo como es, sino como somos», nuestra capacidad de digerir depende de cómo están nuestros intestinos. No todo lo que entra en el cuerpo puede ser digerido de la misma forma por todo el mundo.

> Esta es la gran magia de la nutrición energética: adaptar el alimento para que sea asimilable para cada uno de nuestros cuerpos, logrando así generar más energía que la que se pierde en el proceso de digerirlo.

Debemos entender que, por muy sano que sea un alimento en su análisis bioquímico y energético, si no puede ser procesado por nuestro sistema digestivo, nos va a dar más problemas que beneficios, lo cual, en un primer estadio, provocará malestar, cansancio y hasta desmotivación vital. Por eso es importante que conozcamos su carácter y su comportamiento energético para que realmente sea medicina para nosotros y no veneno.

La primera gran diferencia energética es la que se encuentra entre los alimentos de origen animal y los de origen vegetal. Las plantas, para captar sus nutrientes, desarrollan las raíces hacia abajo y hacia afuera, bajo el suelo, mientras que los animales lo hacen hacia adentro, en el intestino delgado, donde absorben sus nutrientes. El aparato respiratorio de la planta desarrolla las hojas expandiéndose hacia arriba y hacia el exterior, mientras que los pulmones de los animales se desarrollan hacia adentro de una forma densa y compacta. Los animales captan oxígeno y eliminan dióxido de carbono; las plantas captan dióxido de carbono y eliminan oxígeno. Las plantas son estáticas y los animales son móviles. Los animales están hechos en su mayor parte por proteínas y almacenan sus excesos en forma de grasas, mientras que las plantas están formadas mayoritariamente por hidratos de carbono y almacenan su energía en forma de almidones y aceites.

Sin embargo, tanto las plantas como los animales están gobernados por dos tipos de energías opuestas y complementarias: el yin y el yang. El mundo vegetal representa tendencias más pasivas y expansivas (yin), mientras que el mundo animal nos habla de tendencias más activas y contractivas (yang).

De nuevo, el axioma «Somos lo que comemos» se puede entender más fácilmente en estos términos. Según la MTC, consumiendo muchos alimentos animales se puede producir un efecto de contracción en el cuerpo; nuestro nivel de azúcar en sangre, por ejemplo, tiende a disminuir más fácilmente. Los órganos internos se contraen, se cierran; la piel se seca con más facilidad y tendemos a sentirnos más duros y menos flexibles. En lo referente a la conducta, nos volvemos más testarudos, agresivos y con mayor preocupación por el mundo material y las circunstancias inmediatas. Contrariamente, una dieta más vegetal actúa suavizando nuestro cuerpo, tranquilizando nuestra mente y volviéndola más calmada y pacífica.

Por otro lado, una dieta basada en muchas frutas, azúcar, leche y frecuentes ensaladas crudas provoca que nuestros órganos se desarrollen débiles e inactivos. El nivel de azúcar en la sangre tiende a crecer demasiado, los tejidos y los músculos pierden tono y podemos llegar a ser más propensos a las infecciones. Nuestro comportamiento tenderá a ser más pasivo y tímido, seremos más desorganizados, carentes de disciplina y con mayor preocupación por los mundos espirituales, psicológicos, y más teóricos o abstractos.

Para gozar de una buena salud humana, debemos buscar de forma natural el equilibrio dinámico entre los alimentos más contractivos (carnes, pescados, sal, horneados, quesos curados…) y los más expansivos (fruta, ensaladas, lácteos, helados, alcohol, jugo...), teniendo en cuenta constantemente cómo somos y qué necesitamos en cada momento para desarrollar la actividad que tenemos entre manos. Cuando nos alimentamos en equilibrio, el organismo se desgasta menos porque tiene que usar menos energía en estabilizar los excesos que hacemos: esto se traduce en más salud y más vitalidad.

En la práctica, esto es lo que hacemos cuando ingerimos aceitunas y vermú, o vino y queso, o una hamburguesa y helado, o *pizza* y cerveza. Estos extremos (contractivo/expansivo) los equilibramos inconscientemente al elegir lo que comemos, pero basar nuestro equilibrio en comer extremos tiene un alto costo para nuestro organismo: produce unas fluctuaciones constantes en nuestro metabolismo y supone un verdadero peaje que nuestra salud debe pagar en desgaste energético. Reequilibrar fuerzas tan extremas consume mucha energía, sin contar con el desgaste digestivo y bioquímico que supone para el organismo eliminar el alcohol, reducir el azúcar en sangre y disolver las grasas saturadas y todos los aditivos y los compuestos químicos de los alimentos ultraprocesados.

Como puedes ver, comer a menudo, o en grandes cantidades, alimentos muy opuestos energéticamente desgasta más el cuerpo. Pero este desgaste también se da si comemos alimentos categorizados como «sanos». Por ejemplo, un filete y sandía, o un omelet de camarones y ensalada de jitomate. Ojo, aquí no estamos juzgando si los alimentos son o no sanos: solo estamos explicando que si algunos productos, los de energía más extrema, se consumen en altas cantidades o con mayor asiduidad, o los consumen las personas que no necesitan esa energía, pueden provocar mucho desgaste en el organismo. Y desgaste orgánico es igual a cansancio. De ahí el arte de comer justo lo que necesitas. Debemos aprender a usar más conscientemente estos principios energéticos para poder seleccionar los alimentos más centrados y de tendencias más moderadas, los cuales nos ayudarán a encontrar un mayor equilibrio entre el cuerpo y la mente y mantendrán nuestra vitalidad más tiempo porque desgastan menos el ser.

Es importante recordar que, mucho antes de que se descubrieran los nutrientes, el hombre elegía los alimentos guiado por su intuición. En épocas de frío, los alimentos más densos, los caldos y los guisados eran los platos que predominaban; en épocas de calor, las ensaladas y los alimentos más refrescantes eran los que se preparaban para soportar las altas temperaturas. Cuando estaba empachado, se abstenía de comer, y cuando estaba débil, buscaba alimentos que lo fortalecieran. No se le ocurría comer gazpacho ni melón en invierno… ¡y mucho menos bebidas con hielo!

Todo este conocimiento natural e intuitivo de los alimentos y de la cocina mantiene en salud y armonía el cuerpo en los cambios estacionales.

Durante cientos de años, los orientales observaron también los efectos de los distintos alimentos en el organismo y los clasificaron. Asimismo, observaron los diferentes estados del hombre (frío o con estancamiento interno, caliente o con agitación interna, etc.) y, por analogía, utilizaron los alimentos más adecuados para cada naturaleza o estado. Por ejemplo, para calmar a una persona con la mente muy agitada (con fuego o calor interno) empleaban alimentos refrescantes que movieran la energía hacia abajo. Con toda esta sabiduría, clasificaron los alimentos según cinco criterios: naturaleza, sabor, acción, color y afinidad con los diferentes órganos. La clasificación por naturaleza y por sabor es la más importante y estudiada en nutrición energética.

Para comprender esto bien, debemos conocer los cinco elementos de la naturaleza y qué criterios le corresponde a cada uno de ellos.

2. LOS CINCO ELEMENTOS DE LA NATURALEZA

La teoría de los cinco elementos proviene de nuevo de la corriente naturalista del taoísmo. Se trata de una forma de clasificar los fenómenos naturales y sus interrelaciones entre ellos y con nuestro cuerpo. «Como es afuera, es adentro», afirmaban los taoístas. Por ello también todo lo que pasa fuera nos afecta interiormente. Repetimos que esta relación con el exterior y con la naturaleza es uno de los principios más importantes para tener salud. Vivir alejado de lo que sucede a tu alrededor te puede hacer enfermar o desvitalizarte más rápidamente.

La aplicación de los cinco elementos marca el inicio de la medicina científica en el oriente chino y la aleja del chamanismo, donde lo que le pasaba al ser humano estaba sujeto a sucesos sobrenaturales. A partir de este momento empezaron a buscar las causas de la salud y de la enfermedad en la naturaleza a través de la observación, experimentación y deducción.

LOS 5 ELEMENTOS

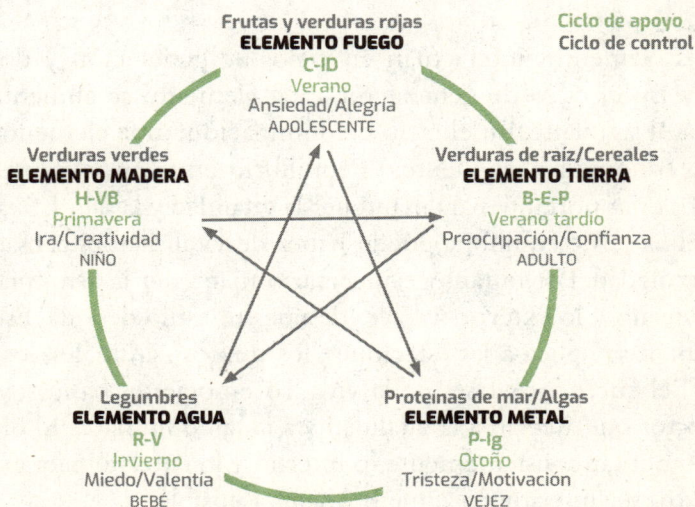

Frutas y verduras rojas
ELEMENTO FUEGO
C-ID
Verano
Ansiedad/Alegría
ADOLESCENTE

Ciclo de apoyo
Ciclo de control

Verduras verdes
ELEMENTO MADERA
H-VB
Primavera
Ira/Creatividad
NIÑO

Verduras de raíz/Cereales
ELEMENTO TIERRA
B-E-P
Verano tardío
Preocupación/Confianza
ADULTO

Legumbres
ELEMENTO AGUA
R-V
Invierno
Miedo/Valentía
BEBÉ

Proteínas de mar/Algas
ELEMENTO METAL
P-Ig
Otoño
Tristeza/Motivación
VEJEZ

Estos elementos siguen un ciclo: cuando acaba uno, empieza otro y así sucesivamente en una armonía circular. Nada muere o desaparece, sino que se transforma en otro tipo de energía, la cual —a su vez— será la base para la siguiente fase o transformación.

Los cinco elementos o fuerzas de la naturaleza según la MTC son agua, madera, fuego, tierra y metal. Cada elemento tiene una dirección, una estación, y se relaciona con unos órganos y energías humanas específicos.

- El elemento agua está asociado con el invierno, los riñones y la vejiga; su energía es de concentración y acumulación.
- El elemento madera está relacionado con la primavera, el hígado y la vesícula biliar; su energía es de generación.
- El elemento fuego está asociado con el verano, el corazón y el intestino delgado; su energía es expansiva.
- El elemento tierra está relacionado con el veroño (verano-otoño), el bazo, el estómago y el páncreas; su energía es estabilizadora.
- El elemento metal está asociado con el otoño, los pulmones y el intestino grueso; su energía es de contracción.

Estos elementos interactúan en ciclos de generación y dominación. En el ciclo de generación, cada elemento se alimenta y da lugar al siguiente. En el ciclo de dominación, cada elemento controla o domina al siguiente. El equilibrio entre estos elementos y ciclos es importante para mantener la vitalidad y la salud. Si alguno de ellos se desequilibra, puede haber desvitalización, cansancio y enfermedad. Por lo tanto, es necesario mantener la armonía entre lo interno y lo externo a través de nuestro estilo de vida. Esta idea también se aplica a las estaciones, los puntos cardinales, los órganos del cuerpo, las fases de la vida, las emociones básicas, y otros aspectos que afectan a la vitalidad y a la salud humana. El objetivo es equilibrar constantemente lo interno y lo externo para expresar nuestro ser interior de la mejor manera posible.

Vamos a poner un ejemplo: si nos encontramos en la estación del invierno, donde predomina el elemento agua, debemos tener unos hábitos de vida que preserven la fuerza de los riñones y que nos mantengan calientes y en una energía de introspección, que es la que predomina en invierno. Comer sopas, estofados, poca fruta, nada frío, acostarse pronto, dormir más, calentar bien el cuerpo… son acciones que van a preservar esta energía y nos van a mantener saludables en invierno. Si, por el contrario, seguimos comiendo mucha ensalada, fruta, bebidas frías, nos acostamos tarde y no protegemos bien nuestro organismo, nos será mucho más fácil debilitar nuestra salud: el cuerpo tendrá que gastar más en calentarnos y será más fácil que contraigamos una enfermedad.

Los cinco elementos también fueron asociados a la psicología, interesándose los taoístas en por qué las emociones básicas del ser humano estaban correlacionadas con cada órgano y cómo esto podía afectar a la salud. Los riñones se relacionan con el miedo, el hígado con la ira, el corazón con la ansiedad e impulsividad, el pulmón con la tristeza y el bazo con la preocupación.

Estos filósofos creían que todas las emociones se enquistaban en los órganos, cuando la energía de estos estaba desequilibrada, y que la mente regulaba y determinaba la utilización de estas emociones. Dicho de manera más simple, el cuerpo siente y le envía ese sentimiento a la mente. Si la mente no gestiona bien esa emoción, esta puede enfermar inicialmente el órgano donde se originó y, posteriormente, el cuerpo completo. Ahora, con las investigaciones de la neurociencia, ya no nos parecen tan descabelladas estas explicaciones porque sabemos que los sentidos de la interocepción (lo que sienten nuestras vísceras y cuerpo internamente) y propiocepción (la postura y gestos de nuestro cuerpo) son los que más influyen en nuestra mente más emocional.

**Lo que sienten nuestros órganos puede moldear
lo que piensa nuestra mente y a la inversa.**

Recordemos: una emoción no expresada o liberada se convierte en una pasión. Las pasiones no son positivas, ya que nos bloquean la energía, nos pueden paralizar o hacer que entremos en colapso, pueden hacer enfermar a un órgano de nuestro cuerpo y a todo su sistema asociado, produciendo un desequilibrio de energía y salud en nuestro ser. Es muy importante que entendamos que lo primero que se desestabiliza en el cuerpo es la energía, aunque esta muchas veces es inapreciable a través de los métodos de diagnóstico de la medicina alopática (análisis de sangre, ecografías, radiografías, etc.). Este es el principal motivo por el cual muchas veces una persona se encuentra muy mal, pero las pruebas diagnósticas no lo reflejan.

Esta teoría nutricional aúna cuerpo, mente y emoción y nos muestra cómo a través de los hábitos de vida y la alimentación adecuada para cada órgano podemos también moldear las pasiones humanas y convertirlas en emociones más equilibradas y constructivas que nos sirvan para transitar el camino de la vitalidad.

Para esta medicina ancestral, el equilibrio emocional era tan importante que consideraban las siete pasiones como el principal motivo de enfermedad. Podríamos, pues, afirmar que aquí nace el concepto de enfermedad psicosomática, muy conocido y aceptado en la actualidad. Las enfermedades psicosomáticas se definen como aquellas que tienen lugar y se manifiestan a nivel físico, pero su origen está en el plano psicológico. Actualmente, neurólogas como la irlandesa Suzanne O'Sullivan han escrito sobre los efectos emocionales en el cuerpo: mariposas en el estómago ante la presencia de un ser amado, temblor en las piernas al tener miedo o latir activo del corazón al hablar en público. Estas manifestaciones corporales impulsadas por un estado emocional nos pueden generar un desequilibrio y hacernos enfermar si se mantienen prolongadas en el tiempo.

La emoción debe transitar en nuestro cuerpo, debe empezar y acabar. Si se estanca, empiezan los problemas.

Al final de los epígrafes dedicados a los elementos, coloqué unas tablas basadas en las teorías de la MTC, en las que podemos ver como cada elemento tiene asociados unos órganos, emociones, alimentos, sabores, estación… El arte de mantenernos sanos y vitales radica en armonizar nuestro momento vital con el de la naturaleza, teniendo en cuenta las emociones que orquestan nuestra vida y la calidad de nuestra energía natal. De esta manera, veremos cómo los órganos y sus disfunciones nos van a dar pistas a través de manifestaciones emocionales, físicas y mentales que serán el inicio de la madeja que hay que seguir para recuperar el estado de vitalidad y salud. Este proceso no es unidireccional, sino bidireccional: un órgano enfermo desencadena en un estado emocional o hace que seamos más proclives a tener cierto estado emocional, del mismo modo que una emoción enquistada acaba afectando al órgano con el que se la relaciona.

Ahora tienes que mirar cuidadosamente las tablas sobre los cinco elementos (que se encuentran más adelante) para comprender toda la interrelación que tiene cada órgano con una estación, emoción, sentido, tejido, manifestación corporal o sensorial, etc. Así, podrás identificar qué energía puedes tener afectada y qué lo ha podido causar para empezar a solucionarlo. Por ejemplo, un estado interno de miedo e incerteza puede debilitar la energía del riñón y provocarnos problemas urinarios o infecciones en el oído; también puede afectar a la calidad del cabello, que se nos puede empezar a caer más, o puede hacernos más vulnerables a padecer dolor lumbar o agotamiento. Y viceversa: el clima externo del frío del invierno puede afectar más a nuestros huesos y riñones, produciéndonos dolor y debilidad, lo cual nos hace más prudentes y miedosos en la toma de decisiones.

Por ello cuando valoramos el estado de bienestar de una persona, preguntamos por todos los aspectos —los físicos, los mentales y los emocionales—, ya que a través de ellos llegamos a comprender el origen del desequilibrio. Un desequilibrio en el cuerpo siempre tiene un origen. Si este no se resuelve, por efecto dominó puede acabar afectando no solo al órgano implicado, sino también al órgano que le sucede y así progresivamente hasta dañar a todo el organismo. Esta es la ley de los cinco elementos, según la cual todo está interrelacionado. Si no buscamos y solucionamos el origen del desequilibrio, al final todo el organismo padecerá las consecuencias finales.

Con todo lo que sabes hasta ahora, ya puedes empezar a indagar en tu pasado y a reflexionar sobre qué tendencia tienes a enfermar y qué órgano es el que se te suele desequilibrar más, así como si dicho desequilibrio aparece en algún momento concreto del año, del día o en una situación especial. Todo este trabajo de investigación personal te va a ser de gran ayuda para mejorar tu salud y vitalidad. Para que tengas más detalles, vamos a ir recorriendo cada uno de los cinco elementos. Si te ves más reflejado en uno de ellos, toma nota porque probablemente aquí empezará tu trabajo.

La teoría de los cinco elementos es muy útil para descubrir dónde se sitúan tus debilidades, conocerlas a fondo y aprender a manejarlas. Este autoconocimiento es el principal trabajo individual que debe hacer el ser humano para cuidar su salud.

El elemento agua: el invierno, el bebé y la construcción de nuestra fortaleza

Vamos a empezar el recorrido del cuerpo humano y su interrelación con la naturaleza hablando del elemento agua. En el plano vital humano, el elemento agua es el embrión y el bebé hasta los 2 años de vida, hasta que más o menos empieza a andar y ya se mueve en la bipedestación.

Este elemento es muy importante a nivel energético porque es la raíz de nuestra salud. La base de lo que somos, de la energía que tenemos, se gesta en nuestra fase embrionaria. La energía del óvulo de nuestra madre, la energía del espermatozoide de nuestro padre y los hábitos de vida que nuestra mamá tuvo durante los nueve meses de gestación son nuestra calidad energética prenatal. Por eso, en nutrición energética siempre decimos que el mejor legado que pueden darle unos padres a su hijo es preparar el embarazo y cuidarlo para generar un bebé con una maravillosa calidad orgánica. Y cuando hablamos de esto, nos referimos a todo lo que nutre a la madre en su gestación: la comida, el descanso, las relaciones, el acompañamiento en su proceso, el movimiento, la naturaleza, el trabajo... Como puedes ver, esta es la raíz de tu vitalidad, pero no te preocupes si tus inicios no fueron idílicos: puedes aprender a preservar y a moldear tu energía a tu favor si sabes cómo. Mi propósito en este libro es contarte cómo hacerlo para que puedas gozar de vitalidad tengas el origen prenatal que tengas.

El elemento agua representa el origen, el inicio de todo nuevo ciclo; el agua que fluye es símbolo de vida. Simboliza la flexibilidad, la capacidad de penetrar por cualquier sitio y la suavidad; pero, al mismo tiempo, la irresistible potencia que poco a poco puede llegar a donde se proponga. Como afirma Lao Tse en *El Tao*: «Nada bajo el cielo es más blando y suave que el agua, pero cuando ataca las cosas duras y resistentes ninguna de ellas puede superarla». Es el más humilde de los elementos y, sin embargo, el más poderoso.

El elemento agua nos da la facultad de fluir, para adaptarnos a los ciclos de la naturaleza y a todo lo que nos rodea. Nos enseña que en la vida no hay que resistir ni estructurar demasiado, sino que en la flexibilidad, aceptación, humildad y versatilidad está la fortaleza y sabiduría. Pero ojo: para poder hacer esto te tienes que sentir poderoso, tienes que sentir la fuerza, la vida, dentro de ti. Y esta fuerza es la que se construye a partir de la energía heredada de tus padres y tus hábitos de vida.

Tanto el planeta Tierra como el cuerpo humano están compuestos por un 70-80% de agua. Esta agua es el medio esencial a través del cual se realizan las funciones básicas de nutrición y excreción; por ello los órganos implicados en el filtraje de esta agua van a ser muy importantes para garantizar nuestra supervivencia. El órgano que se relaciona con el elemento agua es el riñón y la víscera que le acompaña, la vejiga.

Vamos enunciar las principales funciones orgánicas y energéticas del riñón para que también puedas entender que, si el riñón se ve afectado física o emocionalmente, todas sus funciones o cualquiera de ellas se pueden ver afectadas.

- Limpia el organismo: excreta sustancias de desecho a través de la orina.
- Regula la composición iónica de la sangre (sodio, potasio, calcio, cloro...) y el equilibrio ácido-base para mantener un buen pH, participando de su buena composición.
- Regula la presión arterial: el riñón juega un papel muy importante en mantener estable la presión arterial mediante la secreción de la hormona renina, que eleva la presión arterial cuando

es necesario. El riñón es la pareja del buen funcionamiento del corazón.

- Secreta hormonas: como la eritropoyetina, que estimula la producción de glóbulos rojos por la médula ósea, y la renina, que regula la presión arterial.
- Cuida de nuestros huesos: en el riñón, la vitamina D se transforma en su forma activa, calcitriol, imprescindible para mantener el calcio en los huesos.

Complementando estas funciones fisiológicas, a nivel energético los riñones almacenan la energía más profunda del organismo, lo que llamamos el *jing*, nuestra herencia energética prenatal. Este órgano es la base energética del cuerpo, la que trasmite el material genético de la fuerza vital de una generación a otra: es nuestra identidad. Además, los riñones son la fortaleza orgánica: están relacionados con las glándulas suprarrenales y con toda la energía vital. A su vez, al ser los grandes depuradores del organismo, todos los órganos dependen de él para poder ser limpiados y regenerados.

Si la calidad energética de nuestro *jing* es fuerte, nuestros huesos gozarán de fortaleza y creceremos fuertes, ya que la maduración física y mental del ser humano está relacionada también con el elemento agua. También la calidad de nuestra médula y las funciones del cerebro relacionadas con la inteligencia y agudeza mental dependen del riñón. El elemento agua dirige, además, la sexualidad, la procreación y el embarazo. Las gónadas y su calidad dependen del *jing* de riñón; por ello, cuando vamos envejeciendo, disminuye nuestro *jing* y a la vez nuestra capacidad reproductiva. Asimismo, los dientes y los oídos dependen de la energía del agua, según la MTC. Si esta energía es débil, es más fácil que haya acúfenos y sordera.

El riñón, por su forma y por pertenecer a la estación del invierno, se relaciona con la capacidad de almacenaje. En invierno todos los seres de la naturaleza están quietos, escondidos, almacenando la energía que en primavera compartirán. Según esta analogía, la fuerza de voluntad, la capacidad para trabajar, la fortaleza interna y la vitalidad dependen de este almacenaje, de esta capacidad innata que heredamos y del mantenimiento de esta energía *(jing)* a través de los buenos hábitos de vida.

Por todos estos motivos, en invierno se nos aconseja salir poco, descansar mucho, evitar perder calor interno y almacenar nutrientes en nuestro cuerpo para poder pasar bien esta estación preservando nuestra energía.

Problemas en las lumbares, en los oídos, en los huesos, en los dientes o en la sexualidad orientada al embarazo denotan que la energía del riñón no está bien. A nivel emocional, sentirte agotado, con falta de voluntad, desvitalizado o sin fuerzas para continuar también requiere revisar atentamente cómo está la energía del riñón.

Si vivir te está costando mucho, si sientes que no llegas, que estás agotado, que tienes que dedicar demasiado esfuerzo al acto de vivir, es que estás viviendo por encima de tus posibilidades energéticas, por encima de tu energía ancestral del riñón.

Vivir por encima de nuestras posibilidades energéticas tiene un precio muy alto que puede empezar con cansancio y acabar con enfermedad. Además, el ritmo del envejecimiento se acelera.

La emoción que se asocia al elemento agua es el miedo. El miedo es una emoción que en positivo nos ayuda a garantizar la supervivencia. En esta temprana edad, en la que el bebé empieza a descubrir el mundo, es gracias al miedo, consecuencia de sus experiencias vitales, que no se atreve a volver a realizar cosas que arriesgarían su existencia. Recuerdo cuando mi hijo, con menos de dos añitos, se quemó por poner el dedo encima de una placa de vitrocerámica recién apagada. Antes de que sucediera, me miró y señaló la luz roja que en la placa anunciaba que estaba caliente. Yo le dije: «No la toques. Está caliente y te vas a quemar». Lógicamente, él quiso comprobar si mis palabras eran verdad, consiguiendo una buena ampolla que le duró varios días. A partir de ese momento, siempre que veía la placa decía: «Eso quema, hace pupa», y mi gran trabajo fue explicarle cuándo eso era un peligro y cuándo no. Pero el límite ya estaba instaurado: el miedo había hecho su aparición y ahora le era útil porque le prevenía ante el fuego, le protegía la vida. Por ello es importante entender el miedo como una emoción que nos protege, que nos mantiene vivos.

Sin embargo, cuando este miedo se desborda o se enquista, puede volverse paralizante. Y lo que paraliza al ser humano siempre acaba enfermándolo. El miedo en su vertiente negativa es la pasión del *shock* o el estrés sostenido. El *shock* y el mal estrés no nos ayudan a fortalecer nuestra vida: nos agotan y paralizan. Estas pasiones sí hay que trabajarlas porque el riñón es el impulso vital, el compromiso con la vida, y si estamos paralizados o agotados, nos va a ser muy difícil vivir. Cuando nos sintamos así, siempre debemos pensar en trabajar la energía del riñón, aprendiendo a preservarla y aumentarla.

Según la medicina tradicional china, lo que más agota la energía del riñón es vivir por encima de tus posibilidades energéticas.

Hay acciones que realizamos los seres humanos que están relacionadas con un consumo excesivo de la energía del riñón. Conocerlas y evitarlas nos puede ayudar a no perder tan rápidamente nuestra energía vital.

- Embarazos, sobre todo si son muy seguidos o a una edad avanzada (más de 35 años). La MTC recomienda esperar un mínimo de tres años después de haber tenido un bebé para volver a concebir.
- Ayuno prolongado en constituciones débiles (más de doce horas sin comer).
- Consumo de alcohol o drogas.
- Excesos sexuales, sobre todo en los hombres (la eyaculación masculina supone mucha pérdida de energía para la MTC).
- Estrés sostenido en el tiempo.
- Trabajar muchas horas física o mentalmente.
- Dormir menos de siete horas al día o de ocho en constituciones yin.
- Hemorragias: reglas abundantes, partos, una operación quirúrgica...

- Consumo excesivo de alimentos que secan el cuerpo: café, picantes, alcohol...
- Consumo excesivo de alimentos fríos: fruta, helados, lácteos, bebidas frías, ensaladas...
- Alimentación desequilibrada baja en nutrientes de calidad: galletas, *crackers*, *snacks*, procesados...
- Exposición prolongada al frío y a la humedad.
- No proteger o tapar la zona lumbar (llevar los riñones al aire).

¿Qué puede evitar que lleguemos a un estado de estrés sostenido o a un cansancio crónico? Activar el autoconocimiento a diario, escuchando cómo gime nuestro cuerpo, cómo solloza de cansancio, de sobresfuerzo, y atendiendo sus necesidades. Según el taoísmo, debemos reforzar el cuerpo, protegerlo a diario y moverlo con aquellos ejercicios que más se conectan con lo que somos. El ejercicio de estiramiento y contorsiones, como el yoga, nos ayuda a mantenernos fuertes y enraizados, y es el que más se asocia al riñón. También comunicar nuestras necesidades y compartir nuestros deseos más básicos es importantísimo para armonizar este elemento, que es el que más se conecta con el poder salvaje e instintivo de la vida.

La alimentación que equilibra al riñón, al miedo, al invierno y al elemento agua

Hay tipos de alimentos, sabores, preparaciones culinarias, combinaciones y estrategias a la hora de alimentarse que pueden ayudarnos a preservar la energía vital que guardamos en nuestros maravillosos riñones. Sin olvidar que debemos alimentarnos con proteínas, carbohidratos, grasas, vitaminas, minerales y agua de calidad, esta nutrición propone que escojamos dentro de cada grupo de nutrientes aquellos alimentos que nos ayuden a nutrir mejor la energía del órgano que vamos a trabajar. Por ejemplo, dentro de las proteínas, el alimento que por excelencia recarga la energía del riñón, según la MTC, son los *azukis*, un tipo de frijol (legumbre) rojo pequeño de sabor dulzón con muchas propiedades diuréticas.

Además, la nutrición energética nos va a hablar de sabores y de naturalezas, dos características muy importantes a tener en cuenta para tratar terapéuticamente al organismo a través de la alimentación. Los sabores son gustos al paladar, pero también tendencias de movimiento que tienen los alimentos en nuestro cuerpo. Hay comidas que se mueven hacia arriba, haciéndonos despertar la mente, mientras que otras lo hacen hacia abajo, reforzando nuestro centro. Por su parte, las naturalezas —frío, fresco, neutro, tibio y caliente— son los efectos que producen los alimentos después de haberlos comido y que pueden modificarse con la alquimia culinaria. Como puedes ver, la nutrición energética no tiene nada de simple, lo cual nos permite ajustar mucho lo que cada persona necesita en cada momento para equilibrarse. Como este tema es tan apasionante y complejo, le dedicaremos todo un capítulo más adelante.

Devolviendo nuestra atención al riñón, el sabor que tonifica su energía, o sea, el que activa este órgano para que haga bien sus funciones, es el salado. Este sabor no es solo una apreciación gustativa al paladar, sino también un movimiento energético: en concreto, lo salado mueve la energía hacia abajo y hacia adentro, ablandando los tejidos, las heces, suavizando las acumulaciones… Es decir: tiene propiedades laxantes y purgantes, estimula la digestión y actúa como desintoxicante. El sabor salado se caracteriza también por ser hidratante, por recargar el yin del cuerpo. Además, a un nivel más elevado, calma el fuego interno y refresca las pasiones. Es un sabor que ayuda a recoger la energía dentro del cuerpo y, por ello, es un sabor que nutre, que recarga.

Según la MTC, los alimentos que por excelencia nutren la energía del invierno, del riñón y de nuestra esencia son las legumbres. Estos pequeños granos encapsulan la potencia vital de una gran planta. No hay nada mejor que comer legumbres si tu sistema digestivo se lo puede permitir, eso sí, bien guisadas para poder digerirlas y asimilarlas bien. Otros alimentos que también refuerzan la energía renal son las algas, por ser muy ricas en minerales, y las verduras de raíz —las que crecen dentro de la tierra o justo encima de ella—, por su gran densidad nutricional (muchos nutrientes en poca cantidad de alimento). En invierno, necesitamos refrescarnos poco; por ello, debemos comer verduras más compactas, más densas, con menos agua interna. Como también necesitamos otros nutrientes, la medicina china nos explica que los cereales por excelencia para nutrir y dar calor en invierno son el trigo sarraceno y el arroz.

A pesar de que solemos usar todos los tipos de cocciones posibles durante el año, hay algunas que son más indicadas para unas estaciones que para otras. Incluso, aunque provengas de un país donde no hay un invierno marcado, puede ser que en tu organismo se esté dando el invierno y te sientas con frío, con debilidad o con cansancio extremo. En ese caso, o en el caso de que tengas alguna de las enfermedades o alteraciones que relacionamos con el elemento agua, emplear estas cocciones te va a resultar muy bien. Las cocciones que asociamos a mantener la energía y nutrir profundamente el organismo son los estofados largos, las sopas de cocción lenta, la papillote en horno y la cocción en olla a presión.

Cocinar a fuego lento alimentos durante largo tiempo no solo reblandece sus fibras, sino que también provoca que los nutrientes que nos sirven para reforzarnos más, como las proteínas o los minerales, se vuelvan mucho más asequibles para nuestro sistema digestivo. No debemos olvidar que la digestión requiere de mucha energía, por lo que todos los pasos previos que podamos llevar a cabo antes en el alimento con una buena técnica culinaria van a poner en charola de plata su gran tesoro nutricional, a la par que van a facilitar su descomposición y posterior absorción de nutrientes por nuestro sistema digestivo. Como el tema de las preparaciones culinarias es de suma importancia para tener y preservar la vitalidad, lo voy a tratar en detalle más adelante.

Con las legumbres en particular, ¡hay que saber cómo cocinarlas!
Son grandes tesoros nutricionales que, si no se preparan bien,
pueden ser piedras para nuestro sistema digestivo.

Cuando te sientas débil, cansado, estresado o simplemente quieras no perder energía haciendo la digestión, prepara tus alimentos con cocciones lentas, si es posible, con no muchos ingredientes y con activantes del fuego digestivo como las especias calientes. De este modo, verás cómo, además de sentir mucho confort físico, sientes una recarga enorme de fortaleza emocional, de voluntad, de ganas de seguir. Lo que más debilita tu fortaleza interna cuando te sientes cansado es comer fruta o ensaladas porque estos alimentos poseen una naturaleza sumamente fría y requieren de más energía digestiva para calentarlos. Este es un concepto muy específico de la nutrición energética que puedes comprobar a través de tu propia experiencia: ¿qué te reconforta más cuando estás agotado: una sopa de verduras y lentejitas cocinada a fuego lento o una ensalada multicolor? No es ciencia, es experiencia. Ambas son importantes.

Aquí te dejo un par de recetas espectaculares para recargar la energía de los riñones si es invierno o si tienes mucha debilidad.

Estofado de *azukis* con almejas

* Si eres vegano, puedes cocinarlo sin almejas.

Ingredientes para 4 personas:

- 250 g de *azukis* remojados en agua con un chorrito de limón durante 48 h (mira el apartado sobre las legumbres, en la página 186, para saber cómo hacer correctamente el remojo)
- 500 g de almejas
- Una tira de 10 cm de alga *kombu*
- 1 cebolla roja cortada en cuadraditos
- 2 zanahorias cortadas en rodajas
- Ajo picado
- Laurel
- Perejil
- Sal marina
- Pasta de *miso* sin pasteurizar
- Aceite de oliva

Saltea la cebolla con aceite y sal en una olla a presión durante 5 minutos. Añade los *azukis*, el alga, la zanahoria y el laurel. Vierte agua hasta que cubra todo cuatro dedos por encima.

Inicia la cocción a fuego alto y deja hervir 10 minutos. Espuma. Tapa la olla a presión y, cuando empiece a hacer ruido, baja el fuego al mínimo y cocina durante 60 minutos.

Deja que se reduzca la presión en la olla y destapa. Con un cucharón extrae un poco del agua de cocción, disuelve en él una cucharada sopera colmada de *miso* y vuélvelo a añadir a la cocción. Prueba el estofado y agrega sal si es necesario. Tapa y deja reposar, mezclando el guiso con cuidado.

Lo ideal es colocarlo en un recipiente de cristal cuando no esté tan caliente y guardarlo en el refrigerador para que se convierta en almidón resistente.

Al día siguiente, saltea en una sartén 500 g de almejas con aceite y añade ajito y perejil. Calienta con cuidado los *azukis* y decora con las almejas.

Ceviche de *azukis* con atún

Esta receta es ideal si la energía de tus riñones está desequilibrada, pero te encuentras en una estación calurosa o eres yang. Si eres vegano, cocínalo sin atún.

Ingredientes para 4 personas:

- 250 g de *azukis* remojados en agua con un chorrito de limón durante 48 h (mira el apartado sobre las legumbres, en la página 186, para saber cómo hacer correctamente el remojo)
- Una tira de 10 cm de alga *kombu*
- 1 cebolla roja cortada en cuadraditos
- 1 aguacate hermoso cortado en cuadraditos
- Cilantro troceado
- El jugo de 2 limas
- Sal marina
- 1 lata de atún en aceite de oliva

Cocina los *azukis* con el alga en una olla a presión durante 60 minutos a fuego medio-bajo. Una vez cocinados, añade la sal. Mezcla bien y guárdalos en su agua de cocción en el refrigerador. Déjalos reposar mínimo 24 h para que se conviertan en almidón resistente, así serán más digestivos.

Al día siguiente, cuela los *azukis* y guarda el agua de cocción para tomártela como una sopa (es muy reconfortante). Pasa por agua los *azukis* y escúrrelos bien. Añade la cebolla picada, el aguacate, el cilantro, el jugo de lima y el atún desmenuzado y disfruta de este platillo mientras recargas la energía de tu riñón en verano.

El elemento madera: la primavera, el niño y la construcción de nuestra dignidad

Vamos a continuar el recorrido del cuerpo humano y su interrelación con la naturaleza hablando del elemento madera. Este, a nivel orgánico, se relaciona con el órgano del hígado y con la víscera de la vesícula biliar. Para poder entender el funcionamiento energético-orgánico de este elemento, debemos entender las principales funciones del hígado y de la vesícula biliar. En este libro no pretendo darte un conocimiento exhaustivo de nuestro cuerpo, pero sí unas bases elementales para que entiendas cómo funcionamos, ya que solo así podrás saber qué hacer para mejorar tu organismo, para no dañarlo y para poder deducir de dónde podría venir una enfermedad o desequilibrio emocional.

Las principales funciones del hígado son:

- Sintetiza proteínas para que nuestro cuerpo las use.
- Sintetiza colesterol y triglicéridos importantes para formar hormonas.
- Metaboliza los carbohidratos para poder generar glucosa disponible.
- Sintetiza los factores de la coagulación para que no nos desangremos.
- Desintoxica la sangre de toxinas de la alimentación y fármacos.
- Almacena energía en forma de sangre y glucógeno y minerales como hierro, cobre y vitamina B12.
- Recicla y elimina las hormonas del estrés, las sexuales, etcétera.
- Produce bilis, necesaria para la digestión de los alimentos y a la vez gran antibiótico natural de nuestro organismo.

Si la energía del hígado se bloquea, todas sus funciones pueden quedar afectadas en mayor o menor grado y, a través de las líneas energéticas o meridianos, que expanden la energía del hígado por nuestro cuerpo, este puede tener afectaciones a nivel distal. Por ejemplo, un síntoma de que el hígado está congestionado puede ser la presencia de molestias o picores en los ojos o rojeces y eczemas en los párpados, porque el órgano sensorial del elemento madera es la vista. Por otro lado, como el hígado es un gran acumulador de sangre, los tejidos que más pueden verse afectados si este no está armónico son los tendones o ligamentos. Ambos son útiles para unir los huesos entre sí y facilitar el movimiento, aportándoles estabilidad. Esta es la principal emoción armonizada del hígado: dar flexibilidad, dar capacidad para, dar fuerza y poder para tomar decisiones. Los médicos chinos también nos dicen que el buen estado de las uñas es un indicador de que la sangre es de buena calidad, o sea, que contiene la cantidad de nutrientes que debe tener. La calidad de la sangre está asociada al sistema digestivo y a la depuración del hígado, por lo que, si nuestras uñas son fuertes, sin grietas y rosadas, será un indicador también de la buena calidad de la energía nutritiva del hígado. De nuevo, el arte de la MTC se muestra con la interconexión. Todo está relacionado: cuando sanamos una emoción, sanamos el cuerpo.

Lo holístico o complementario de la MTC es que vemos que el cuerpo puede desestabilizarse y enfermar por un motivo físico o emocional. Si nos centramos en el hígado, por ejemplo, se puede desestabilizar tanto por tener que eliminar mucha producción de estrógenos por las células adiposas —si hay, por ejemplo, un exceso de peso en el cuerpo— como por tener que eliminar mucha producción de hormonas del estrés. La primera es una causa física; la segunda, una causa emocional; sin embargo, ambas perjudican la funcionalidad del hígado.

La pasión que nos comunica que este elemento está desequilibrado es la ira o la cólera, la cual produce mucho calor interno, con más segregación por parte de las glándulas suprarrenales de cortisol que, como buena hormona del estrés, se tiene que eliminar por el hígado, y este trabaja más. ¿Ves por dónde voy? Comprender cómo funciona el cuerpo es muy importante para poder ayudarlo. ¿Qué nos puede ayudar a liberar esa ira? Gritar, pasear a ritmo ligero o realizar *qigong*. También llorar: las lágrimas son una maravillosa terapia de liberación emocional que descarga la tensión en el hígado. Al terminar de llorar, el cerebro libera endorfinas, uno de los neurotransmisores que más nos tranquilizan y que, al mismo tiempo, generan una sensación de beneplácito. Asimismo, el incremento del metabolismo cerebral por el llanto libera orexinas y, entonces, «nos da hambre», una de las sensaciones que más se asocian a la mejora orgánica o a tener buena salud: ¡el no perder el apetito!

La ira es una pasión que se produce por contener la emoción de la rabia. La rabia es una emoción que nos protege, que nos ayuda a poner límites en relación con el mundo, ya sea con personas o con cosas. Si yo pierdo mi identidad o mi dignidad como persona porque no defino mis límites, dejo al azar mi identidad y pierdo de vista quién soy. Entonces, esa emoción que me protege se puede convertir en algo patológico que me enferme: la ira, el enfado por no saber o poder definir mis límites y, por ende, estar experimentando la vida según los otros. Perder nuestra identidad, no poner límites y vivir la vida según los demás es una de las cosas que más puede desgastarnos la energía, provocando que nos sintamos extremadamente cansados. Si te reconoces en esto y tienes algunos de los síntomas del hígado que hemos comentado antes, aplica lo que te estoy contando y verás cómo empiezas a mejorar.

Cuando la rabia —que, repito, no es una mala emoción, sino una emoción necesaria para nuestra supervivencia— se convierte en la pasión de la ira o la cólera, esta puede generar en nosotros mucha agresividad hacia fuera o hacia dentro de nosotros mismos.

> La ira se puede manifestar hacia dentro o hacia fuera.
> Las personas que manifiesten esa ira hacia sí mismos
> enfermarán con más facilidad; las personas que
> sean capaces que liberar esa tensión emocional desbocada
> hacia fuera no sufrirán tantos desequilibrios.

La etapa vital que se corresponde con el elemento madera es la niñez, la época que va desde los 3 hasta los 12 años aproximadamente, lo que en España corresponde a la escolarización primaria. Aquí se dan los contenidos que nos van a servir de guía para movernos por el mundo: leer, escribir, aplicaciones matemáticas y principios de biología y ciencia. Desgraciadamente, poco nos enseñan de autoconocimiento y de valores humanos. En esta etapa, el ser humano aprende a desarrollarse como individuo a partir de poner límites con los demás: el «no» está muy presente en esta época, una negativa que te sitúa, que te define, que te aporta coraje e identidad. Por eso el hígado y la sangre son tan representativos de este momento:

ambos se regeneran y fluyen continuamente, son potentes y, si no se les intoxica, abrazan a todo el cuerpo con energía de calidad.

El momento estacional de la madera es la primavera, una estación en la que, si antes se reforzó la energía, si se almacenó sustento, la vitalidad crece y se manifiesta en maravillosos brotes, tallos y flores. Esta juventud estacional inocente es flexible, bella, pero a la vez muy sensible. Los seres humanos pasamos una primavera estacional cada año de nuestra vida. Aunque la infancia sea la más importante —porque es la que va a crear nuestra identidad—, lo que explicamos aquí te sirve para todas las primaveras de tu vida, a pesar de que ya no seas un niño. La primavera es también el renacer de un proyecto, de una relación, de un trabajo, etcétera: es el mejor momento para expandir o hacer crecer algo porque la energía de la naturaleza va a favor de ello. Se trata de una fase vital de crecimiento que va más allá de lo fisiológico, al igual que sucede con el resto de los elementos.

En este ciclo de la naturaleza —la primavera—, es importante salir, relacionarse, compartir, expresar y mover mucho la energía a la luz del sol. Esta fase es la de máximo crecimiento en el ser humano, por lo que hay que tomar el sol y conectar con los elementos de la naturaleza. Esta similitud debe aplicarse a la vida.

> Cuando estamos tensos, estancados —típico de una energía
> de hígado cargada—, debemos mover la vitalidad y renovarla.
> Los elementos más útiles para esto son el aire, el agua, la tierra
> y el sol... y estos no se encuentran dentro de casa.

El elemento madera es un movimiento de la naturaleza que necesita exteriorizarse, moverse en flexibilidad, ondearse al viento como se ondean los tallos y las hojas en primavera. Si mantenemos el cuerpo flexible y en contacto equilibrado con el exterior, en este ciclo de la naturaleza es más fácil que se mantenga sano física y mentalmente. Cuando este elemento está equilibrado, el ser humano tiene ganas de descubrir, de crear, de aprender, ya que conecta con el momento vital de la niñez, regido por las guías del aprendizaje, la inocencia y la curiosidad.

A nivel psicológico y según la medicina tradicional china, el hígado nos aporta la capacidad de planificar, y la vesícula biliar, de decidir. El coraje, la audacia y la iniciativa dependen también del buen estado de la vesícula biliar. Por ello, tener estos órganos sanos y radiantes es clave para armonizar nuestra vida, siendo claros pero flexibles en nuestro camino de aprendizaje vital. Cuando las emociones de rabia e ira se enquistan en nosotros, es más fácil que el cuerpo manifieste en el hígado o en sus elementos de prolongación —tendones, ligamentos, ojos, calidad de la sangre…— desequilibrios o deficiencias. Es en ese momento en el que, aunque no sea primavera, debemos adoptar aquellas acciones, hábitos de vida y alimentación que van a reequilibrar este órgano para que un pequeño desequilibrio no se transforme en enfermedad.

LA ALIMENTACIÓN QUE EQUILIBRA AL HÍGADO, A LA RABIA, A LA PRIMAVERA Y AL ELEMENTO MADERA

Ya sabemos que a nivel nutricional es muy recomendable comer verduras. En el caso de querer armonizar la energía de hígado, esto se traduce sobre todo en comer muchas hojas verdes. Las hojas verdes se asocian al frescor y a la flexibilidad a nivel energético. A nivel nutricional son muy ricas en fibra y en glutatión, un potente antioxidante que protege las células hepáticas de las agresiones de tomar alcohol, fármacos o un exceso de grasas y azúcares, entre otras cosas.

Las demás verduras verdes —como el brócoli y todos sus derivados: coles, romanesco, coliflores— también participan de esta energía de limpieza y drenaje del calor corporal, pero para ello deben comerse con cocciones muy suaves, como el vapor, que es relajante, o el hervido suave. Lo ideal es aderezarlas con jugo de limón o vinagre de manzana, que son condimentos refrescantes que, además, nos ayudan a nivel digestivo a producir más bilis y facilitar las tareas del hígado.

Los germinados también son alimentos maravillosos que nos ayudan a equilibrar esta energía por el frescor que aportan y porque en muy poca cantidad de alimento tenemos mucha densidad nutricional. Al ser muy ricos en enzimas diastasas, nos ayudan, además, a digerir mejor la fibra de los carbohidratos. No debemos olvidar que las verduras son alimentos que pertenecen al grupo de macronutrientes de los carbohidratos, al igual que los tubérculos o los cereales.

Los cereales más indicados para este elemento son los que tienen una tendencia neutra fresca, como la quinoa, la cebada y el arroz en sus variedades más refrescantes: el basmati o el arroz rojo. Por otro lado, las legumbres que se asocian a este elemento son las lentejas, la soya y el frijol mungo, y las proteínas animales que se aconsejan en primavera son los pescados blancos y la carne blanca. Como podrás comprobar en las tablas de alimentos (pág. 114), la nutrición energética no aboga por un consumo activo de carne: solo la usa de manera terapéutica y de la mejor calidad en las constituciones que la necesitan más.

El sabor ácido es el que se relaciona con el elemento madera. Este sabor tiene la propiedad de mejorar la producción de ácido clorhídrico y aumentar la secreción de bilis por parte de la vesícula biliar. A nivel energético, se asocia con la capacidad de reconducir la energía hacia adentro, de regularla, de refrescarla y de evitar que se escape. Aunque esto puede parecer esotérico, todos sabemos que alimentos como el agua con limón pueden ser muy medicinales cuando padecemos de náuseas o diarrea, ya que nos reequilibran electrolíticamente y favorecen que no perdamos líquidos orgánicos.

Usar fermentados como el chucrut, las aceitunas, los pepinillos… es también una muy buena opción para ayudar a las tareas digestivas del hígado. En la fermentación se generan tres ácidos: el ácido láctico, el ácido acético y el ácido succínico, todos con actividad antimicrobiana y facilitadora de la digestión.

Cuando sientas que tienes un desequilibrio en el elemento madera, ya sea físico o emocional, procura reducir también aquellos alimentos que calientan mucho tu cuerpo, como las especias calientes, las carnes o los mariscos, y usa cocciones que hidraten más el cuerpo, que no lo sequen, como cremas, caldos, hervidos, papillotes o vapor. Por sentido común, cuando hay tensión emocional, lo que menos necesita el cuerpo es más calor y sequedad.

Los elementos del agua y de la madera se corresponden con las dos fases vitales más importantes del ser humano: la infancia y la niñez. Aquí es donde se da la mayor construcción física y emocional de la persona y se asientan nuestras bases, la robustez de nuestro cuerpo, los cimientos de nuestra personalidad. Vamos a darle a estos dos elementos mucha importancia, porque si tu tendencia a enfermar o a desequilibrarte está en alguno de ellos, no te sentirás más pleno ni vital hasta que lo soluciones.

Ensalada de apio y manzana estilo thai

Ideal para estaciones calurosas o personas yang.

Ingredientes:

- 1 manzana verde rallada gruesa
- 2 ramas de apio pelado y cortado en tiras finas de 5 cm de largo
- 50 g de cacahuates tostados y salados
- Hojas de menta
- Las hojas del apio troceadas
- Jugo de limón
- Sal marina
- 1 cucharadita de miel

Mezcla todo y decora con los cacahuates.

Vapor de brócoli con salsa revitalizante probiótica

Ideal para estaciones frías o personas yin.

Ingredientes:

- 1 brócoli cortado en floretes pequeños

PARA LA SALSA:

- 10 g de hojas de arúgula
- 1 cucharada de chucrut no pasteurizado
- 2 cucharaditas de levadura nutricional
- 2 cucharaditas de almendra en polvo
- Sal marina
- Pimienta negra al gusto
- Un poco de agua

Cocina el brócoli al vapor durante 5 minutos.

Mezcla todos los ingredientes de la salsa en una licuadora. Integra hasta que quede espesa pero homogénea.

Sirve el brócoli acompañado de esta salsa.

El elemento fuego: el verano, el adolescente y el desarrollo del amor y la sexualidad

Tal y como afirma la filosofía taoísta, todo en el universo tiene tendencia a completarse, a desarrollarse y a madurar. La energía del elemento fuego es el símbolo del sol que da vida, de recarga energética y de calor. Este movimiento representa la alegría, el gozo, el entusiasmo, el deseo, la apertura de corazón, el amor, la claridad mental —que la MTC llama *shen*— y la fuerza y la energía que son necesarias para que toda acción se desarrolle y llegue a su plenitud.

Los órganos que están relacionados con el elemento fuego son el corazón y el intestino delgado. El corazón es considerado el rey para la MTC, pues controla todos los órganos, alberga el espíritu *(shen)* y controla también las emociones. El intestino delgado, por otro lado, es el que se encarga de absorber los nutrientes, de convertirlos en sustancias útiles para nuestro cuerpo; es la entraña que absorbe la vida que podemos o que deseamos poseer. Por ello, el estado de nuestro intestino delgado es clave para tener buena calidad energética en el resto del cuerpo. Si el intestino delgado no está bien, por muy sano que comamos, no podremos absorber los tesoros nutricionales que albergan los alimentos. Esta entraña también se encarga de discernir entre lo que nos sirve y lo que no nos sirve, liberándolo al intestino grueso, una tarea que depende de su estado.

Las funciones del corazón son:

- Bombea la sangre a todas las partes del cuerpo.
- A través de la sangre suministra oxígeno y nutrientes a todo el organismo.
- A través de la sangre no depurada elimina el dióxido de carbono y los residuos de esta.

El corazón se asocia al elemento sensorial de la lengua. Su buen estado se puede observar en la tez de la cara, que debe ser rosadita, de ese color que irradia bienestar interno, salud. Como alimenta a todo el cuerpo con la sangre a través de los vasos sanguíneos, el buen estado de estos también denota cómo se encuentra este órgano.

Cuando el elemento fuego está desequilibrado a nivel orgánico, pueden aparecer aftas en la lengua o boca por exceso de calor interno, una tez extremadamente rojiza o con microvenitas, una tendencia a la hipertensión arterial y problemas de várices o hemorroides. El exceso de calor, sobre todo en la parte alta del cuerpo, puede provocar también insomnio por gran agitación mental: se trata de ese insomnio «inicial», aquel que te impide dormir porque tienes la cabeza echando humo de tantos pensamientos.

El intestino delgado, por su parte, se dedica a la absorción de nutrientes. Cuando estamos demasiado fuera de nosotros mismos, no podemos absorber bien la vida, sino que la experimentamos de manera muy rápida y superficial. Lo mismo pasa con esta parte del intestino: si no prestamos atención a la digestión, estando presentes en el acto de comer, dedicándole el tiempo y la calma necesarios para que podamos digerir y absorber lo que ingerimos, podemos acabar teniendo muchas carencias nutricionales, que se traducirán en falta de vitalidad.

A nivel emocional, las emociones que se asocian al elemento fuego son la alegría, el amor y la sexualidad. Cuando este elemento está bien equilibrado, quieres compartir la vida, expandirte en ella. Cuando la alegría se comparte, se convierte en amor. El fuego equilibrado es la chispa vital, es el entusiasmo, es la luz que mueve la vida.

Sin embargo, el fuego es el elemento más difícil de equilibrar. Si se desborda, se convierte en euforia, en angustia, en ansiedad, unas emociones que no encuentran su motivo de ser porque se sustentan en el futuro, en unas suposiciones que aún no han llegado. El elemento que controla el fuego, el que lo mantiene ardiendo pero no desbocado, es el agua. El agua es la conexión con la vida, la raíz, lo material, el sentir de nuestro cuerpo y de su fortaleza. El agua es la base de un fuego armónico. El agua son nuestros riñones, nuestra esencia vital. Por lo tanto, el líquido corporal que equilibra el fuego es el sudor: al sudar liberamos calor y refrescamos el cuerpo.

A nivel físico y emocional, cuando llega el momento vital del fuego —en la adolescencia—, la persona que en las dos primeras transformaciones no se conectó a su fortaleza interna, a su cuerpo, a sus raíces, puede dejarse llevar demasiado y desbordarse, dejando de ser ella misma. Esto también puede sucederle más adelante, cuando se enamora o cuando le embriaga la felicidad.

Es en el elemento fuego donde el ser humano más se expone a sentir en la vida y donde se ve si los dos elementos anteriores —el agua con su fortaleza y la madera con la preservación de la dignidad— se cultivaron bien. Debemos entender que todos los elementos son ciclos de la naturaleza y de la vida del ser humano, por lo que si el que le precede no se construyó bien, el presente no estará bien.

Si no tenemos un riñón fuerte y un hígado esponjoso, es difícil tener un corazón armonioso.

Esto es clave para reconocer patologías o desequilibrios emocionales que a veces se expresan en un elemento, pero cuyo origen puede estar en otro. Por ejemplo, una persona puede estar pasando mucha ansiedad, lo que le afecta a nivel de hipertensión arterial o palpitaciones, pero el trabajo aquí no se debe dirigir solo hacia el corazón: primero hay que ver cómo están sus raíces (riñón) y sus límites personales (hígado). Hay que descubrir si la persona tiene una buena fortaleza interna y la capacidad de decir «no» para preservar su salud. Si esto falla, cuando la vida empiece a demandarle en exceso se puede desbordar y caer en angustia o ansiedad. Este es un ejemplo muy común en mujeres, por eso he querido plasmarlo aquí. Poco a poco y a través del recorrido del libro, aprenderás a identificar cómo están tus elementos internos y cuáles son las herramientas para equilibrarlos.

Continuando con el fuego, nos cuentan los textos sagrados que la insatisfacción, el deseo nunca satisfecho o el querer abarcar siempre más son muestras de desequilibrio emocional en este elemento. Estar hiperexcitado, muy nervioso, ansioso o ser muy ambicioso también denotan un desajuste en esta transformación. Por el contrario, si falta el elemento fuego, aparece la apatía, el desinterés y la falta de motivación y cordialidad.

Cuando notamos la sintomatología asociada al elemento fuego, debemos refrescar nuestra energía y moverla, porque todos los síntomas citados, tanto los físicos como los emocionales, se dan por exceso de calor interno y estancamiento.

Acciones como expresar lo que sucede emocionalmente en tu interior o reír son maneras de desatascar la energía.

Sabemos que forzarse a reír es una manera maravillosa de mover toda la musculatura de la cara y de movilizar el tórax y el corazón, provocando pequeñas sacudidas que liberan energía y tensión a modo de bombeo. Bailar también es una acción terapéutica muy indicada para liberar el cuerpo, que, además, mueve la circulación sanguínea y la energía. Para este elemento, el movimiento corporal de la danza libre resulta de gran utilidad.

Como hemos comentado brevemente antes, el momento vital que se asocia al elemento fuego es la adolescencia: el despertar hacia el exterior, el vínculo con el otro, la importancia del grupo, la iniciación de la sexualidad… Se trata de una etapa de muchos movimientos emocionales y físicos en nuestro cuerpo. No obstante, cuando somos adultos también vivimos pequeñas adolescencias, fases de mucho movimiento hacia el exterior, de suma alegría, de enamoramiento vital, de euforia, de pasión por vivir… En estos momentos, debemos cuidar este fuego de corazón para que no se convierta en angustia, en ansiedad, en una euforia desmedida que nos enferme.

Hay que tener los pies en la tierra para poder mover la cabeza hacia las estrellas.

A nivel de ciclo natural, la estación que se asocia al elemento fuego es el verano. Por la energía que posee, es buen momento para la actividad, la expansión, el movimiento, la comunicación, las relaciones sociales y el compartir y repartir hacia fuera. Pero como uno no puede dar lo que no tiene, todo ello solo es posible si durante el año hemos hecho un buen recaudo de energía. Si no es así, ahora nos sentiremos muy flojos de vitalidad y con apatía social. En cada elemento nos vamos a encontrar el fruto de lo que gestamos anteriormente, o sea, que si en primavera —elemento madera— empezamos a expandir la energía, a comer más alimentos del reino vegetal, a mover más el cuerpo, a expandir más las emociones… en definitiva, a regar el árbol para que las hojas se preparen para florecer, en verano esas flores se convertirán en fruto. Vemos de nuevo simbolizado aquí cómo seguir el ritmo de la naturaleza es clave para la armonía orgánica de nuestro cuerpo.

Los frutos del verano son el resultado de lo que hicimos en el invierno.

La energía se acumula en invierno y se expande plenamente en verano. Si respetamos este ciclo, ahora estaremos vitales y pletóricos, preparados para la extroversión y para compartir la vitalidad interior con los demás.

La alimentación que equilibra el corazón, la alegría, el verano y el elemento fuego

A nivel energético, en verano debemos hidratar el organismo, debemos proporcionarle al cuerpo una dieta equilibrada que contenga todos los grupos de nutrientes, pero focalizándonos en las cocciones que mantienen la hidratación de los alimentos. Tal y como manda la estación, debemos aprovechar para comer fruta, que con su alta hidratación va a refrescar no solo nuestro cuerpo, sino también nuestros pensamientos y emociones. Asimismo, debemos priorizar la abundancia de verduras rojas y moradas, como el jitomate, el pimiento, la berenjena o la col morada, así como hojas verdes en forma de ensalada, como la arúgula o las endivias, y alimentos jugosos como el pepino. Otro alimento especial que podemos comer en verano son las flores: las flores comestibles son muy ricas en antioxidantes y las encontramos en mayor cantidad en primavera y en verano.

En este momento del año debemos reducir más que nunca todos los alimentos contractivos y secos como los quesos curados, los embutidos, las carnes rojas o los mariscos, porque van a necesitar de mucha hidratación para ser digeridos. El alcohol, el café y el tabaco son las sustancias menos adecuadas para los desequilibrios de este elemento, ya que generarán más calor interno, más sequedad y más agitación.

Las cocciones que más nos van a equilibrar en esta estación serán las pocas cocinadas, como los macerados con aderezos frescos, como el vinagre, los cítricos o las especias frescas, como la menta, la albahaca, el cilantro… también las cocciones rápidas como el hervido o el wok. Platos como los ceviches, los escabeches o los carpachos son muy adecuados para mantener la armonía energética en esta estación. Pero ojo: debemos hidratar sin enfriar demasiado el cuerpo y siempre teniendo en cuenta cómo es nuestra constitución y cómo nos encontramos en ese momento. Recordemos de nuevo que, aunque sea verano, nuestro cuerpo puede estar en invierno y sentirse agotado, desnutrido, con frío interno o enfermo, por lo que estas cocciones no nos servirán. Lo mismo pasará con los alimentos muy hidratantes. Las frutas, al contener tanta agua, nos enfrían, y cuando el cuerpo se enfría, se enlentece y el sistema inmune puede verse comprometido.

La dieta en esta estación debe constar de abundantes hortalizas frescas y frutas, pero sin olvidar al resto de los alimentos necesarios para nutrirnos bien, como son las proteínas y las grasas de buena calidad. Tampoco debemos olvidar que, cuando cae el sol, baja nuestra fuerza digestiva y es mejor que nuestra alimentación no sea ya tan fresca. Por ello, a veces es mejor cenar cremas de verduras o verduras cocinadas, aunque no te las comas calientes.

Los cereales más frescos y, por tanto, más acordes al verano son la quinoa, el cuscús, el bulgur, el trigo en general y el centeno. Las legumbres más adecuadas son las de mayor tamaño, como los frijoles blancos o los rojos. La proteína animal ideal es la más fresca, como el pulpo, el calamar, la sepia, los cangrejos o los pescados blancos.

También debemos usar un poco de sabor amargo, el cual ayuda a refrescar el cuerpo, a calmar el calor interno y a drenar hacia abajo aquello que está en exceso o está estancado. Este sabor es el que desbloquea la energía de corazón estancada, el que calma la ansiedad y baja el fuego interno, pero siempre que sea un amargo de naturaleza fresca. Al ser tan terapéutico, se debe usar con mucha moderación por ser muy drenante y se debe combinar muy bien con los otros sabores para equilibrar el plato. Las verduras que ayudan a equilibrar la energía del elemento fuego debido su tendencia al amargor son la escarola, la achicoria, la endivia, los berros, la arúgula y, en general, todas las lechugas de hojas verdes oscuras.

Cuando el elemento fuego está equilibrado, las personas sentimos mucha armonía interior, tenemos buena memoria y gran capacidad para expresarnos, hay entusiasmo, somos bondadosos y cordiales y nos sentimos muy vitales. Los ojos nos brillan y nuestra tez está rosada y radiante.

Endivias rellenas

Ideal para todas las estaciones y todo tipo de constituciones (yin o yang).

Ingredientes:

- Hojas grandes de endivias lavadas y secadas
- 1 zanahoria grande rallada muy fina
- 10 g de alga *dulse* troceada pequeña
- 1 aguacate cortado en daditos y macerado con unas gotas de vinagre de *umeboshi*
- Semillas de ajonjolí negro lavadas y tostadas en sartén para la guarnición
- Sal marina
- 1 cucharada de miel
- 2 cucharaditas de aceite de ajonjolí tostado
- Mostaza al gusto
- El jugo y la ralladura de una naranja

Remoja el alga *dulse* en agua durante 5 minutos aproximadamente, hasta que esté blandita, y trocéala bien pequeñita.

Mezcla el alga con la zanahoria rallada y adereza al gusto con sal marina, miel, aceite de ajonjolí tostado, mostaza y jugo y ralladura de naranja.

Coloca las hojas de endivia en un platón, rellénalas con los aguacates en daditos y coloca encima la mezcla de alga y zanahoria. Adorna con semillas de ajonjolí tostado.

Col morada con manzana

Ideal para estaciones frías y todo tipo de constituciones (yin o yang).

Ingredientes:

- 250 g de col morada cortada en tiras finas
- 1 manzana pelada y cortada en gajos finos
- 1 cebolla pequeña roja cortada en medias lunas
- 1 cucharada sopera de jugo concentrado de manzana
- 1 cucharadita de vinagre de *umeboshi*
- 1 cucharadita de vinagre de manzana
- 1 rodaja de jengibre
- Sal marina
- Aceite de oliva

Saltea la cebolla a fuego medio durante 10 minutos con un poco de aceite de oliva y una pizca de sal. Añade la col morada y el resto de los ingredientes y cocina a fuego medio 10-15 minutos, removiendo constantemente. Deja enfriar. Comer tibio.

Elemento tierra: el veroño, el adulto y la inteligencia corporal y emocional

El elemento tierra es simbólicamente el más estabilizador de todos: es la transformación que más soporta, la que más recoge, la que más sustento y estabilidad nos aporta a todos los niveles. La tierra es el elemento que más nos conecta con nosotros mismos. Representa el hogar, la madre, el centro energético del cuerpo y el punto de reunión más importante para el resto de los cuatro elementos. Es en el que se manifiesta la integración de la vida y la comunión entre la mente y el cuerpo, y donde se evidencia la madurez y la inteligencia adquirida.

Muchas personas no podemos llegar bien a esta fase vital porque no hemos resuelto bien las anteriores. Sin embargo, no te preocupes: si estás pensando que tienes mucho que resolver de tu niñez o adolescencia, no sufras, porque todo se puede mejorar con conocimiento y acción.

El bazo es el órgano que se relaciona con la tierra. Se trata de un órgano muy importante a nivel orgánico: actualmente se sabe que el bazo desempeña un papel esencial en la inmunidad, tanto humoral como celular, también ayuda a eliminar los glóbulos rojos viejos o dañados y es un gran reservorio de sangre. Podemos vivir sin bazo, pero tendremos más dificultades para resolver infecciones.

¿Recuerdas que hemos hablado de que la medicina china diferencia la energía o *chi* vital en dos tipos: *chi* celeste y *chi* terrestre? El *chi* del cielo se almacena en el riñón y lo heredamos de los padres: es nuestra constitución, nuestra genética. Pero esta energía necesita alimentarse del *chi* de tierra, que es el que se genera por el bazo a partir de los alimentos que consumimos. El *chi* terrestre es muy importante porque depende de nuestros hábitos alimentarios, claves para mantener la energía heredada a través de nuestra constitución y poder mantenernos con vitalidad durante mucho tiempo. De ahí la importancia del bazo como órgano vital y activo: su misión es nutrir al riñón, el cual almacena la sustancia basal hereditaria, la energía que vamos consumiendo mientras vivimos y que desaparece en su totalidad al morir.

A nivel energético y según la MTC, el bazo es el encargado de controlar la elevación de la energía en el cuerpo, de mantener todos los órganos sujetos en su lugar, los músculos bien nutridos y el cabello bien alimentado. La entraña que forma pareja energética con el bazo es el estómago y se le añade el páncreas como coadyuvante. El estómago es un órgano muy importante en nuestro cuerpo, ya que sin él es imposible poder digerir los alimentos. El estómago licua los alimentos, convirtiendo el bolo alimentario en quimo, pasta que va a acabar de descomponerse gracias a las enzimas segregadas por el páncreas y la bilis y a absorberse por el intestino delgado.

Realmente el estómago chino es una mala traducción de todo lo que compondría el sistema digestivo, o sea, los órganos y entrañas que se asocian al elemento tierra realmente son todos aquellos que participan en el proceso nutricional interno del cuerpo y hacen que digiramos bien los nutrientes.

Cuando el elemento tierra está desequilibrado, la persona a nivel emocional se siente muy insegura, descentrada, poco cómoda y desconfía mucho de todo. Estas emociones la llevan a tener pensamientos reiterativos, a darle muchas vueltas a las cosas, a preocuparse en exceso y a tener ansiedad por comer. Las personas con mucho desequilibrio en tierra tienen una gran falta de autoestima y necesitan apoyarse en otras personas para avanzar. A nivel orgánico, los desajustes en tierra están muy asociados a problemas digestivos, como eructos, gases, inflamación abdominal o descomposición. También a prolapso de órganos, a dificultades para muscular o a pérdidas de masa muscular. A nivel mental, su desequilibrio provoca mucha dificultad para concentrarse y para memorizar, presentando tendencia a la distracción.

La emoción que se asocia a tierra es la reflexión, una emoción que nos hace caminar desde la madurez teniendo en cuenta todo lo que nos rodea. Cuando esta emoción se desborda y se convierte en pasión, la reflexión pasa a ser preocupación y obsesión, lo que debilita mucho el sistema digestivo.

El órgano externo relacionado con la tierra es la boca: unos labios rosados, elevados, jugosos son indicativo de que hay buena calidad de energía de este elemento.

Acciones que nos pueden ayudar a liberar la emoción de la preocupación, de la obsesión o de los pensamientos reiterativos son habilidades como cantar. Al cantar se liberan muchas tensiones internas; además, no hace falta hacerlo bien, sino liberar sonido desde dentro. Otra actividad que también armoniza mucho este elemento es manipular la tierra con tareas de jardinería o simplemente manoseando la arena de una playa o el fango de un bosque. El contacto con la tierra nos reconecta de nuevo con ella y nos enraíza. Otra tarea que nos conecta y nos centra es cocinar. Cuando cocinamos no solo estamos poniendo atención plena en lo que realizamos, sino que seguimos un ritual, unos tiempos, usamos todos nuestros sentidos en la preparación y ponemos mucho amor en el proceso.

Por todo ello, el acto de la preparación de los alimentos con conciencia y buena predisposición es de los placeres más nutritivos y completos que puede sentir el ser humano en todos sus planos.

El momento vital que se asocia al elemento tierra es la madurez: la persona ya conoce sus fortalezas, sabe poner sus límites y disfruta de la vida, pero reflexionando sobre todo lo que el camino vital le va mostrando para tomar las mejores decisiones.

La estación que comprende este ciclo de la naturaleza es el veroño (verano-otoño). Esta época es muy importante para la filosofía taoísta, ya que es la representación del centro en el ser humano y en el universo. Es un verano tardío donde el radiante sol decae, pero aún no empieza el oscuro otoño, momento en que los frutos del verano languidecen y caen sobre la cálida tierra para que esta los recoja, los entierre y guarde sus semillas para que de nuevo en primavera puedan florecer sus frutos.

LA ALIMENTACIÓN QUE EQUILIBRA AL SISTEMA DIGESTIVO, A LA REFLEXIÓN, AL VEROÑO Y AL ELEMENTO TIERRA

Lo más importante para equilibrar esta energía es vigilar el proceso digestivo para poder hacer una buena absorción de los nutrientes. Podemos empezar por masticar muy bien los alimentos, comer solos o con poca conversación y estar muy atentos al acto de comer para no tragar demasiado aire o engullir muy rápido. También nos va a ayudar mucho hacer pocas mezclas en cada comida.

> Si eres una persona con problemas digestivos,
> es mejor comer poca variedad en cada menú
> y que esta esté repartida a lo largo del día o la semana.

No te preocupes, el cuerpo es muy sabio y sabe organizar los nutrientes a lo largo del día: por eso es mejor simplificar los platos y variarlos a lo largo de la jornada. También es importantísimo que consumamos pocos alimentos de naturaleza fría o ninguno, ya que estos apagan el fuego digestivo, y que optemos por alimentos neutros, templados o calientes.

Para el elemento tierra las mejores cocciones son los estofados con agua o con aceite y los hervidos largos. La textura de una crema o el vapor de una cocción son igualmente técnicas culinarias que ayudan a darnos confort digestivo y emocional y a mantener equilibrada a nuestra tierra. Como siempre, recuerda que esto no quiere decir que no podamos usar otros tipos de cocciones, sino que será de gran ayuda para nuestro sistema digestivo que prestemos más atención a estos que te sugiero.

A nivel energético, los alimentos más terapéuticos o sanadores para la tierra son las verduras de raíz, como la calabaza y la zanahoria, o los tubérculos, como la papa o el camote. Los cereales también tienen un papel importante en el equilibrio de la tierra, destacando el mijo y el arroz, y las proteínas vegetales, como el garbanzo. Ahora sabemos que todos estos alimentos, ricos en almidón, son la mejor fuente de nutrientes para los microorganismos que viven dentro de nuestro sistema digestivo, la apreciada microbiota, que actualmente ya forma parte del temario de conversación de una buena salud digestiva.

El sabor dulce es el que se asocia a este movimiento: este sabor tiene las peculiaridades de ser muy nutritivo y a la vez relajante, dejando un aire de satisfacción a su paso. Los alimentos que la nutrición energética asocia al sabor dulce son principalmente los carbohidratos, destacando las verduras más almidonadas, los cereales integrales en grano, los tubérculos o las legumbres. Todos estos alimentos contienen azúcares naturales de absorción lenta que proporcionan un dulce de buena calidad, clave para tener energía estable disponible durante largas horas.

En la nutrición energética se recomienda que unos días antes de iniciar cada estación hagamos diez días de comida de energía tierra para poder así centrar el organismo, fortalecerlo y prepararlo para la próxima estación.

> La comida tierra también se recomienda terapéuticamente si estamos muy cansados o necesitamos centrarnos en nuestra mente o emociones, ya que es una comida muy simple y a la vez muy fácil de digerir, con predominancia de sabores dulces naturales y de texturas cremosas.

Cuando este elemento está equilibrado, las personas nos sentimos poderosas, enraizadas, seguras de nosotras mismas y con confianza plena en la vida. Por ello, se asocia la tierra a la madurez, el momento en que el ser humano se asienta y enraíza.

Humus de garbanzos y betabel

Ideal para todas las estaciones y todas las constituciones (yin o yang).

Ingredientes:

- 300 g de garbanzos cocidos
- 1 cucharada sopera de tahini
- 2 cucharaditas de aceite de oliva
- El jugo de 1/2 limón
- 1 betabel pequeño crudo
- 1/2 diente de ajo picado fino
- 1 cucharadita de comino molido
- 1 cucharadita de pasta de *umeboshi*
- Paprika dulce para decorar
- Escamas de sal para decorar

Lava bien los garbanzos en un escurridor. Bate todos los ingredientes hasta conseguir una consistencia cremosa y espesa. Si hiciera falta, se puede añadir un poco de agua mineral.

A la hora de servir, decora con paprika dulce, escamas de sal y un buen chorro de aceite de oliva.

Crema de calabaza a la canela

Ideal para las estaciones frías y las constituciones yin.

Ingredientes:

- 1 kg de calabaza pelada y troceada en cubos
- 1 cebolla roja grande cortada a medias lunas
- Sal marina
- Aceite de oliva
- Canela en rama
- *Miso* no pasteurizado de garbanzos

En una olla, saltea la cebolla con sal y aceite hasta que esté bien dorada. Añade la calabaza, agua hasta que falte un dedo para cubrir y la rama de canela. Cuando alcance el hervor, cocina a fuego medio tapado durante 15 minutos. Saca la rama de canela.

Con un cucharón, toma un poco del agua de cocción y deshaz 1 cucharada de *miso* en ella. Mezcla bien y tritúralo todo con la licuadora hasta que esté integrado.

Elemento metal: el otoño, la vejez y la trascendencia del ser humano

El elemento metal es el que culmina el ciclo vital de la naturaleza y del hombre. Es la comunión de todos los elementos, el momento en el que conectamos con nuestra fragilidad, con nuestra vulnerabilidad como seres humanos, y trascendemos lo físico para acercarnos a lo espiritual. La motivación, el instinto de supervivencia y el instinto de autoprotección, el vivir y perdurar son cualidades que se asocian al elemento metal.

El órgano que se asocia a este es el pulmón y la entraña que se le asocia es el intestino grueso. Este es un elemento de cierre y de inicio a la vez en las cinco transformaciones: no por casualidad respirar es lo primero que hacemos al nacer y lo último que hacemos al morir. Los pulmones son un órgano vital y de gran importancia para nuestro organismo. Sus funciones son las siguientes:

- Realizan un intercambio de gases imprescindible para la vida.
- Filtran.
- Oxigenan la sangre.
- Hacen un gran trabajo de selección de impurezas y de limpieza.
- Recargan de *chi* el organismo.

A su vez, el intestino grueso se encarga de seleccionar lo puro de lo impuro, del desapego, así como de eliminar del cuerpo aquello que ya no sirve.

Cuando uno de estos dos órganos está afectado, el otro también padece sus consecuencias. Seguramente te has dado cuenta de que, cuando estás resfriado o con alguna afectación pulmonar, tu ritmo de deposiciones se altera, lo cual muchas veces provoca estreñimiento. Desde la naturopatía, para hacer descender la fiebre infantil se recomendaba provocar la defecación, introduciendo levemente en el ano una ramita de alguna planta untada en aceite, pues se sabía que, cuando limpiamos el intestino, depuramos a la vez nuestro cuerpo de organismos patógenos y mejoramos nuestra inmunidad.

La MTC asocia la energía del elemento metal a la comunicación, a la capacidad de hablar, de escribir, a la actividad mental y al pensamiento. Según esta medicina ancestral, los pulmones son los receptáculos de la energía celeste: gobiernan la energía defensiva, llamada *wei chi*. Esta energía circula justo por debajo de toda nuestra piel y representa la línea de defensa del organismo, la que separa la propia individualidad del exterior.

El olfato y la nariz son los sentidos que asociamos a este elemento. Se trata de una de las principales puertas de entrada de microorganismos externos, por ello el moco es la segregación externa que los protege.

La emoción que relacionamos con el elemento metal es la tristeza. La tristeza es una emoción que te enseña a soltar para poder dejar atrás las cosas que han desaparecido: nos es útil para valorar la vida que hemos vivido y poder apreciar aún más la fragilidad de la existencia. La tristeza nos ayuda a entender la muerte como un proceso vital.

Cuando esta emoción se desborda se convierte en la pasión de la frustración, de sentir que no se ha vivido, que se te ha escapado la vida, y, por ende, no deseas soltarla. La melancolía, otra de las pasiones en las que se puede transformar la tristeza, es un estado de muerte en vida que se da cuando no has conectado con la emoción de la alegría, cuando no has sentido la fuerza vital. Provoca que se llegue a la ancianidad con gran desidia. Sin embargo, esta desidia se puede dar también en personas de corta edad: cuando las emociones que sustenta el pulmón se desequilibran, la persona cae en depresión.

El sonido que libera esta emoción es el llanto. No es por casualidad que se dice que llorar libera, que llorar ayuda a soltar y a limpiar emociones. Además, ejercicios como el taichí o hábitos como escribir también ayudan a conectar con este proceso vital de liberación, de aprender a soltar todo lo que hemos ido recibiendo de la vida.

Aunque este elemento se relaciona con la vejez y la fase de la muerte, también es el proceso vital que puede estar experimentando un ser humano cada vez que debe soltar algo en su vida, cada vez que algo desaparece de su lado, como puede ser un trabajo, un amor, un hijo que se va de casa, un país que abandona, etc. Cuando debemos soltar, aparece la emoción de la tristeza: si esta no se deja transitar por completo en el cuerpo para decirle adiós, podemos enfermar.

La vejez es la etapa de la sabiduría plena, la plenitud de la madurez. Actualmente, comienza a los 65 de vida cronológica, ya que la esperanza de vida es muy alta: unos 87 años de media. Esta fase encarna el momento de cierre en la tierra para poder conectar con el cielo, para perder nuestro yo y llegar plenamente a la espiritualidad, dejando este mundo de la manera más plácida posible.

En la naturaleza, es la estación del otoño. El otoño es la muerte del florecer de la primavera, es el momento en que todo cae, se seca y se recoge para poder formar parte de nuevo del ciclo de la vida. Esta etapa es imprescindible porque la manera en que partimos es tan importante como la forma en que llegamos a este mundo. De cómo vivamos este momento depende el valor que le dimos a la vida. Por ello es muy relevante trabajar para encontrarle sentido tanto al proceso vital de la vejez como al proceso vital del ir soltando en la vida para poder seguir avanzando.

Equilibrar este elemento nos sirve para poder despedirnos en paz, sintiendo que la vida valió la pena y sabiendo que toda flor que florece acaba marchitándose algún día para poder volver a florecer. Sentir este proceso vital, disfrutarlo y ser capaz de acompañarlo con tristeza, pero no con melancolía, es clave para sentirte vital hasta el último día de tu existencia.

LA ALIMENTACIÓN QUE EQUILIBRA EL PULMÓN, LA TRISTEZA, EL OTOÑO Y EL ELEMENTO METAL

El otoño es un momento nutricional que requiere recoger energía. Sus alteraciones climáticas nos demandan que, a fin de prepararnos para posibles alteraciones inmunológicas, tomemos alimentos que activen la energía, la fortalezcan y drenen suavemente el exceso de flema (mucosidad) del organismo.

El color por excelencia de estos alimentos es el blanco, que a su vez es símbolo de depuración, de drenaje, pero no de una limpieza arrasadora, porque en este momento no conviene, sino de una limpieza que prepara todos los canales energéticos para que puedan fluir. Es muy importante alimentar al *wei chi*, la energía defensiva, en esta estación.

Alimentos recomendados son el nabo, el nabo *daikon*, la cebolla, el ajo, el jengibre o la zanahoria. Vegetales verdes pequeños y más concentrados, como las coles y los brócolis también. Las algas son muy recomendables de comer en sopas o cocciones largas para remineralizar el cuerpo en profundidad. El otoño es época de semillas y frutos secos, tesoros nutricionales que albergan grasas de buena calidad para mantenernos calientes y con las mucosas en muy buen estado, algo que evitará la entrada de los patógenos que aparecen con el frío. Se recomienda comer cereales concentrados, como el arroz y el trigo sarraceno, y proteínas como la soya negra, el *azuki* y el pescado azul pequeño.

Como ya no tiene sentido proporcionar tanta hidratación al cuerpo en formato fresco, debemos empezar a reducir las frutas y tomar solo aquellas propias del otoño. Los frutos rojos, como las frambuesas, las moras o los arándanos, son los reyes de esta estación. Estos tesoros nutricionales nos aportan muchas vitaminas y antioxidantes importantísimos para mantenernos con una inmunidad sana.

Las cocciones más adecuadas son las largas y acuosas, como las sopas, los estofados y los guisos combinados con verduras, legumbres y cereales.

Es momento de usar muchas plantas aromáticas, que también van a tener grandes propiedades antivirales, antibióticas y diaforéticas, como el tomillo, el romero, la salvia, la equinácea, la raíz de loto, etc. El otoño es también tiempo de setas. Añadir *shiitake* a las preparaciones nos va a aportar un plus para nuestra inmunidad.

El picante es el sabor que se asocia al pulmón porque tiene la cualidad de movilizar la energía y tonificar el organismo. Este sabor también promueve la circulación de la sangre y de la energía, favorece la digestión y promueve la sudoración, fuente de eliminación de toxinas.

Hay dos tipos de sabor picante a destacar: el templado y caliente, y el fresco y frío.

El picante templado y caliente tonifica el *chi* de los pulmones, aunque en exceso produce calor y a la larga puede debilitar el yin pulmonar, su parte lubrificante. Es un sabor muy interesante para eliminar el frío que ha calado en el organismo. Ayuda a disolver los estancamientos y a movilizar la sangre, por lo que es útil en casos de contusiones, dolores musculares, etc. Una técnica que usamos mucho para esto son los emplastos y las compresas de jengibre: por su gran capacidad para mantener el calor y para mover la energía, ayudan a mejorar estancamientos localizados en el cuerpo. Este picante caliente habría que evitarlo o moderarlo mucho en casos de anemia o de estancamiento de hígado porque puede secar demasiado el organismo y empeorar los síntomas.

Por el contrario, el picante fresco y frío —que podemos encontrar en el nabo, la menta, el rabanito...— es muy interesante porque mueve la energía sin secar el organismo. Resultan ideales para personas más calurosas o con tendencia «hiper» en el organismo.

De todos modos, debido a la complejidad de estos aspectos, sus usos adecuados los iremos desarrollando cuando hablemos de la alimentación que le va bien a cada tipo constitucional. Lo más importante aquí es entender que no todo vale en alimentación, que no hay alimento bueno o malo y que lo que comemos debe adecuarse a cómo somos y estamos en nuestra globalidad para poder así sacar a relucir nuestra energía y vivir más plenamente.

Sopa de cebolla

Ideal para estaciones frías y para todas las constituciones.

Ingredientes:

- 2 cebollas cortadas en medias lunas
- Aceite de oliva
- Tomillo seco
- *Mugi miso*

Saltea las cebollas con aceite hasta que estén bien doraditas. Reserva.

Hierve un litro de agua con una buena rama de tomillo seco durante 10 minutos. Cuela, añade la cebolla y dos dientes de ajo y hierve durante 15 minutos más. Apaga el fuego. Añade una cucharada sopera colmada de *mugi miso* no pasteurizado y mezcla muy bien. Agrega sal al gusto.

Galletas de almendras con canela y jengibre

Ideal para todas las estaciones y para constituciones yin.

Ingredientes:

- 200 g de almendras crudas molidas
- 150 g de dátiles troceados
- 3 huevos
- 100 g de harina de avena
- 1 cucharadita de canela en polvo
- 1 cucharadita de jengibre rallado
- Ralladura de limón

Bate los huevos junto con los dátiles y la piel del limón rallada. Añade las almendras, la harina de avena, el jengibre y la canela, y mezcla bien.

Pon papel vegetal en la charola del horno y haz montoncitos de masa con una cuchara. Con los dedos ligeramente mojados, aplasta un poco la masa para que la cocción sea uniforme. Recuerda dejar un pequeño espacio entre cada galleta para que no se peguen.

Introduce la charola en el horno precalentado a 180 °C durante 8-10 minutos o hasta que las galletas estén doradas.

Tabla de los cinco elementos a nivel orgánico

Elemento/ Características	AGUA	MADERA	FUEGO	TIERRA	METAL
Órgano	Riñón	Hígado	Corazón	Bazo	Pulmón
Víscera	Vejiga	Vesícula biliar	Intestino delgado	Estómago, páncreas	Intestino grueso
Sentido asociado	Audición	Vista	Tacto	Gusto	Olfato
Órgano sensorial	Oído	Ojos	Lengua	Boca	Nariz
Tejido que alimenta	Huesos, dientes	Tendones, ligamentos	Vasos sanguíneos	Masa muscular, carne	Piel
Manifestación corporal	Cabello	Uñas	Tez	Labios	Vello corporal, piel
Líquido corporal que lo equilibra	Orina	Lágrimas	Sudor	Saliva	Moco
Fase de desarrollo humano	Feto, bebé hasta los 24 meses	Niñez	Adolescencia	Adulto, madurez	Vejez, muerte

Tabla de los cinco elementos a nivel emocional

Elemento/ Características	AGUA	MADERA	FUEGO	TIERRA	METAL
Emoción desequilibrada	Miedo, *shock*	Ira, cólera	Histeria, ansiedad	Preocupación, obsesión	Nostalgia, tristeza
Emoción armonizada	Valor, fuerza, fluidez	Creatividad, paciencia, flexibilidad	Alegría, entusiasmo, bondad	Confianza, autoestima, seguridad	Motivación vital, instinto de supervivencia
Sonido sanador	Gemido, quejido	Grito	Risa y habla	Canto	Llanto, sollozo
Tipo de energía	Energía de acumulación	Energía de elevación	Energía expansiva	Energía centrada	Energía concentrada
Hábito equilibrante	Comunicar, descansar	Pasear, pintar	Bailar	Jardinería, cocinar	Escribir
Movimiento equilibrante	Yoga	*Qigong*	Danza libre	Danza tribal	Taichí

Los cinco elementos desde la alimentación energética

Elemento/ Características	AGUA	MADERA	FUEGO	TIERRA	METAL
Color	Negro, azul	Verde	Rojo	Amarillo, naranja	Blanco
Sabor	Salado	Ácido, agrio	Amargo	Dulce	Picante
Lugar de acción	Riñones, vejiga	Hígado, vesícula biliar	Corazón, intestino delgado	Bazo, páncreas, estómago	Pulmón, intestino grueso
Tipo de crecimiento en las plantas	Raíces, granos	Hojas, brotes, germinados	Hojas, frutas, flores	Redondas, a ras de tierra	Raíces, granos
Formas de cocción	Cocinados largos, plancha, horno, a la papillote	Al vapor o escaldados, al wok	Crudos, ceviches, escabeches, hervidos	Hervidos, al vapor, estofados, guisos largos	Cocciones a presión, guisos largos, horno
Ejemplos de alimentos equilibradores	Algas, *azukis*, soya negra, lentejas, raíces, legumbres en general, algas, col verde	Hojas de nabo, espinacas, ortigas, berros, brócoli, chucrut, germinados, frijoles mungo, lenteja pardina	Sandía, alcachofas, endivias, arúgula, escarolas, achicoria, betabel, frijoles pintos, lenteja roja	Cebolla, calabaza, mijo, zanahoria, betabel, camote, papa, garbanzo, soya amarilla	Nabos, cebollas, jengibre, arroz, *kuzu*, pescado, soya negra, frijol negro

3. LAS CINCO NATURALEZAS EQUILIBRANTES

La naturaleza de un alimento corresponde, entre otros, al efecto térmico y fisiológico que dicho alimento producirá en el cuerpo, independientemente de su temperatura en el momento de su ingesta. Algunos alimentos después de su digestión producen un efecto refrescante, otros tonifican (los neutros) y otros calientan. Todas las naturalezas pueden estar presentes en una comida, pero las proporciones variarán según la constitución y la condición de cada persona y el clima.

Según su naturaleza, los alimentos se clasifican en fríos, frescos, neutros, templados y calientes. Debemos entender que la clasificación es siempre relativa, ya que se basa en la comparación de los alimentos, primero por grupos y después dentro de cada grupo. Por ejemplo, el grupo de cereales es de naturaleza neutra, pero dentro de este grupo el trigo es fresco en comparación con el arroz, que es neutro, la avena, que es templada y el trigo sarraceno, que es caliente. Si nos basamos en esta clasificación por grupos, podemos decir que, por lo general, el de frutas y hortalizas es más fresco que el de cereales y legumbres, y este es menos caliente que el de productos animales.

En la práctica dietética, tenemos que comer de todos los distintos grupos de alimentos (cereales, legumbres, hortalizas…), pero en este caso elegiremos de cada grupo los que más nos interesen. Por ejemplo, si se trata de una dieta fresca, elegiremos los cereales, las verduras y los alimentos proteicos más frescos. Pero ojo: siempre se tiene que tener en cuenta que no debemos de enfriar demasiado el organismo, ya que el efecto que puede producirse es el contrario. A través del arte culinario podemos convertir un alimento que necesitamos por su naturaleza hidratante, como la fruta, en un alimento que no enfríe si la persona está debilitada constitucionalmente.

> **Algo maravilloso que puede neutralizar la naturaleza de un alimento es la alquimia culinaria.**
> **Una manzana siempre será de naturaleza fresca, pero cruda será fría, en compota será neutra y al horno y condimentada con canela será caliente.**

Algo muy importante que también te quiero recordar es que los alimentos no son solo nutrientes. Si nos centramos solo en esto, todos querremos comer la manzana cruda, porque nos han dicho que así es como tiene más vitaminas y enzimas. Pero mucho más allá de esto, la manzana también tiene una fibra, la pectina, que se absorbe mejor si se cocina y que resulta imprescindible para nuestra microbiota. Además, se trata de una fruta que tiene un sabor y energía ácida que calma el hígado y la ansiedad, se coma de la manera que se coma. Un mismo alimento puede ser muchas cosas a la vez, por lo que lo mejor es usarlo de la manera en la que lo necesitemos en cada momento. No debemos ser esclavos de los nutrientes: debemos mirar los alimentos holísticamente, entendiendo que nos pueden ofrecer muchas más cosas que bioquímica.

En esta tabla puedes observar los principales grupos de alimentos y dónde los clasificaríamos en términos generales.

Fríos y frescos	Neutros	Templados y calientes
Frutas y hortalizas Algunas hierbas aromáticas	Cereales y legumbres Semillas y frutos secos	Productos animales La mayor parte de las especias

En las tablas por naturaleza vas a poder observar cómo cada grupo de alimentos a su vez se puede descomponer en subgrupos más o menos refrescantes o caloríficos, independientemente del grupo madre al que inicialmente pertenecen.

Los alimentos calientes y templados tonifican el yang y la energía: calientan, ascienden la energía y la expelen al exterior. Mueven, transforman, activan el metabolismo y facilitan las funciones corporales. En exceso, no obstante, fatigan el organismo y agotan la energía. A nivel terapéutico, son muy útiles para tratar la fatiga, la debilidad generalizada, el frío, el estancamiento de sangre y energía, la ausencia de sed, el pulso lento, la lengua blanca, las extremidades frías, los enfriamientos y los resfriados sin fiebre. El grupo más representativo de esta naturaleza son los alimentos de origen animal.

Los alimentos neutros no tienen efecto térmico, pero deberían ser una parte importante de la dieta, ya que nutren, equilibran, refuerzan y armonizan el organismo sin desestabilizarlo. Son el grupo que hace el mantenimiento base del organismo. Esta naturaleza es muy útil para cualquier persona que quiera llevar una dieta equilibrada, pero más especialmente en los casos de falta de energía, fatiga, astenia, desmotivación, pérdida de centro o sensación de desequilibrio generalizado. Los cereales y las legumbres son de naturaleza neutra en comparación con el grupo de las frutas y las verduras, y son menos calientes que las carnes y los pescados. Sin embargo, es importante individualizar y analizar cómo se encuentra el sistema digestivo de cada persona, porque los alimentos muy ricos en fibras, como los cereales y las legumbres, pueden dar muchos problemas si tus intestinos no están bien.

Por último, los alimentos frescos y fríos son los que refrescan, sedan, astringen, hidratan y llevan la energía hacia dentro. En exceso pueden facilitar el estancamiento de sangre y energía y ralentizar el metabolismo. Los fríos son útiles en caso de exceso de yang, como fiebre alta, inflamación, calor, agitación, insomnio, estreñimiento, sed intensa, ansiedad (estados «hiper»); también en caso de falta de yin leve, como enrojecimiento, sofocos o sequedad de la piel. La mayor parte de las frutas y las hortalizas son frescas y frías.

Con la cocina podemos hacer lo que se conoce como «alquimia culinaria», modificando levemente la naturaleza de los alimentos para hacerlos más tolerables a un sistema digestivo yin o yang. Uno de los grupos de alimentos que nos ayuda mucho en este proceso es el de las especias. Estas también tienen su propia naturaleza:

- Las de naturaleza tibia nos ayudan a acomodar mejor aquellos alimentos que son muy hidratantes o fríos, como las verduras o las frutas, por ejemplo, añadiéndole canela u orégano a una ensalada para que no resulte tan fría. Las especias de naturaleza tibia son anís estrellado, canela en rama, piel de mandarina seca, perejil, orégano, tomillo, albahaca, romero, cilantro y comino.

- Las de naturaleza caliente tienen aspectos más caloríficos y reforzantes, por lo que debemos tener cuidado de no pasarnos con la dosis y provocar el efecto contrario —mucha sudoración y eliminación de líquidos—, lo cual genera deshidratación y debilidad corporal. Las principales especias de naturaleza caliente son ajo, corteza de canela, clavo, jengibre, hinojo, pimienta y cúrcuma.

- Las de naturaleza fresca nos ayudan a intensificar el acto de refrescar el cuerpo con alimentos o bebidas y a dar polaridad a platos de tendencia muy caliente, por ejemplo, los maravillosos curris de la cocina oriental. De naturaleza fresca tenemos menta, albahaca, cilantro, cáscara de limón y hojas de lima.

Para terminar esta sección, me gustaría hablar de algunas bebidas o hierbas estimulantes que usa el ser humano comúnmente, para que podamos valorar también el aspecto terapéutico o devastador que puede provocar su consumo en el organismo.

Una de las bebidas más normalizadas y más comprometidas es el alcohol. Según la MTC, es de naturaleza caliente —inicialmente produce calor, que sobrecalienta el hígado, asciende a la cabeza y causa confusión mental—, pero a las horas de haberlo consumido provoca frío interno y debilidad, o sea, signos yin. Un poco de alcohol puede ayudar a elevar el calor interno, pero demasiado produce lo opuesto, sudoración y debilidad. ¿Cómo podemos saber qué es poco o mucho? Observando nuestro grado de tolerancia: si sientes un ligero calor y rubor en la cara y que el habla fluye más de lo acostumbrado, el alcohol te está afectando. No podemos afirmar que esta bebida sea terapéutica, pero sí que puede ayudar a elevar la temperatura corporal rápidamente si así lo necesitamos.

Por otro lado, el tabaco, como planta natural sin tratar, es de naturaleza caliente: produce sequedad interna y agota los líquidos corporales, es decir, el yin. En pequeñas cantidades es un estimulante psicomental. Eso sí: en ningún caso nos estamos refiriendo a lo que venden en las cajetillas en casi cualquier parte.

El café es otra bebida que presenta mucha controversia para la MTC. Según la nutrición energética, el natural es de naturaleza templada, y el tostado, caliente. Tiene una energía que activa y agita mucho el organismo, sobre todo a nivel del corazón. De todos los estimulantes, es el más perjudicial para la salud según esta medicina ancestral, ya que su grado de estimulación nos hace sentir una falsa energía que, en realidad, no tenemos a nuestra disposición por no haberla obtenido de la respiración o de los alimentos. La energía que nos ofrece una taza de café proviene de tomarla prestada de nuestra reserva vital, de nuestros riñones, de nuestro *jing*. Al ser el café un estimulante de nuestro cortisol, no nos aporta propiamente energía, sino que activa la que tenemos guardada. Lo bueno del café es no necesitarlo: una cosa es tomar café por el puro placer de tomarlo, por sus polifenoles o porque nos calienta, y otra cosa es tomarlo porque creo necesitar un estimulante ante el agotamiento.

> Tomar café es como pedir un préstamo al banco energético
> a costa de nuestra vitalidad.

El cacao también tiene esta faceta estimulante, pero se percibe por la MTC con mejores ojos que el café. Destaca por su naturaleza templada, que puede ayudar a reforzar el organismo con una estimulación suave si se toma moderadamente.

Por último, el té y las infusiones son las bebidas por excelencia para la medicina tradicional china. Ingerir agua caliente o templada es muy importante para mantener la vitalidad: no se conciben las bebidas frías en ninguna estación del año, ni siquiera en verano. Para la MTC, el centro energético (el sistema digestivo) es tan sagrado que no quiere que pierda energía alguna calentando las bebidas ingeridas. Esta teoría se basa en que el cuerpo suele estar a treinta y seis grados y, si lo que ingerimos se encuentra a menos temperatura, el sistema debe invertir energía extra para calentarlo. De entre todos los tés, los menos fermentados (verde y blanco) son más frescos que los más fermentados (rojo y negro). El negro es el más caliente y el que más activa; por ello, es el que se tiene que tomar con mayor precaución.

4. LOS CINCO SABORES SANADORES

El término «sabor» en nutrición energética hace referencia a la actividad específica que provoca en el organismo un alimento, y no necesariamente a su sabor tal y como se entiende en Occidente. Otro detalle curioso y a la vez muy terapéutico es que un mismo alimento puede tener varios sabores o actividades energéticas intrínsecas después de consumirlo.

Los cinco sabores que definió la MTC son picante, ácido, amargo, dulce y salado. Cada uno de estos sabores tiene la función de nutrir a uno de los cinco principales órganos de nuestro cuerpo y, a través de él, a toda su esfera funcional. La armonía de los sabores es fundamental para el equilibrio, pues la falta de un sabor induce a una malnutrición de toda una categoría de funciones; por el contrario, un exceso de un sabor se puede volver en contra del órgano al que está asociado.

Los médicos chinos nos advirtieron que una particular predilección o rechazo por uno de los sabores se puede relacionar con el órgano correspondiente y puede desvelar una alteración de este.

Cada sabor, dependiendo de la naturaleza que le acompañe, ayudará a calentar, mantener o enfriar el organismo. Por ello, usar sabiamente los sabores junto con sus naturalezas es una herramienta muy terapéutica y de fácil acceso para todas aquellas personas comprometidas con su salud.

Vamos a explicar cada uno de los cinco sabores para que los podamos entender mejor.

Los alimentos ácidos-agrios son astringentes: tienen la característica energética de contraer la energía hacia adentro, impidiendo que se escape; inhiben también el escape de líquidos orgánicos. Se asocia su actuación al hígado, la vesícula biliar y los tendones. Este sabor es de naturaleza yin, por lo que potencia todas las funciones de esta energía (hidratación, nutrición y absorción). Los alimentos ácidos son muy útiles ante la pérdida de líquidos orgánicos, como vómitos, diarrea, sudor excesivo o hemorragias. Como promueven la secreción biliar, son desintoxicantes y evitan el estancamiento de los alimentos y de la energía en todo el organismo. En pequeñas cantidades son ligeramente activadores, pero en exceso pueden favorecer la acumulación de humedad, ya que son muy hidratantes. El superávit de humedad puede producir cansancio y agotamiento por entumecimiento del cuerpo.

Los alimentos de este sabor están contraindicados en lo que la MTC denomina «ataques superficiales», como un ataque de frío externo, para evitar que la energía perversa penetre al interior del organismo. Para poner un ejemplo en clave occidental, imaginemos que salimos a pasear y, de pronto, llueve, nos mojamos y llegamos a casa con síntomas de frío y, para prevenir que ese agente externo (el frío) entre en nuestro interior, nos tomamos una infusión caliente a la que añadimos un poco de limón porque sabemos que tiene propiedades antibióticas. Esto para la MTC es un error porque el limón es frío y de sabor ácido: lo que va a provocar energéticamente en el organismo es que te enfríes más, te cueste entrar en calor y que, si ha entrado un patógeno en tu cuerpo, se recoja más hacia dentro porque la energía del ácido es la de recoger. En estos primeros instantes de debilidad —en los primeros síntomas, cuando el cuerpo empieza a flaquear, pero aún tenemos muchas opciones para recuperar la energía vital—, es cuando mejor puede actuar este tipo de medicina ancestral, pero es importante saber utilizarla correctamente. En el ejemplo dado, la mejor opción sería añadir una buena dosis de jengibre a la infusión, ya que, además de calentar rápido el organismo, es de sabor picante y colaborará a elevar la energía, ayudando al cuerpo mediante la sudoración y la diuresis a sacar rápidamente al patógeno del cuerpo. ¿Vas entendiendo cómo funciona la energía de los sabores?

Los alimentos amargos, por otra parte, favorecen el drenaje y la evacuación y nos ayudan a descender la energía. Actúan sobre la sangre, el corazón y el intestino delgado. Son grandes depurativos que, además, ayudan a eliminar la humedad interna. Favorecen la eliminación hacia abajo: evacuación y diuresis. A la vez, ayudan a calmar y drenar la ansiedad y la presencia de emociones muy activas en la mente. El sabor amargo favorece la digestión tras una comida copiosa o grasa; también es un gran aperitivo, ya que estimula el apetito.

Tomados con moderación secan la humedad, pero en caso contrario, provocan sequedad. En exceso pueden causar deficiencia de líquidos, como la sangre o la orina, o bien secar el pulmón, la piel y el intestino grueso, causando tos seca, piel seca, estreñimiento… Un alimento del que se tiende a abusar y que genera esta sequedad es el café tostado. Los amargos de naturaleza tibia y neutra se utilizan para secar la humedad y para tonificar el corazón, el bazo y el estómago, pero hay que tener cuidado porque en exceso pueden secar mucho el estómago, lo que provoca estreñimiento, acidez o mal aliento. Los amargos de naturaleza fría y fresca se utilizan para calmar el fuego interno. Son útiles, por ejemplo, en fiebre, erupciones (calor en la sangre), inflamaciones (humedad-calor) y nerviosismo o ansiedad.

Por otra parte, los alimentos dulces tienen naturaleza yang y son muy energéticos. Nos ayudan a ascender la energía y lubrifican y tonifican el elemento tierra, actuando sobre el bazo, el páncreas y, en general, todo el sistema digestivo. Los dulces de naturaleza caliente y templada ascienden la energía y calientan el estómago; por el contrario, los dulces frescos y fríos hidratan y se utilizan para síntomas de calor, ayudando a relajar la energía del hígado y evitando la tensión muscular, algo que puede ser muy bueno en deportistas posentreno. En cambio, si tomamos estos alimentos en exceso pueden favorecer la formación de humedad y flema.

Los alimentos de sabor picante tienen una naturaleza muy yang. Mueven la energía hacia arriba y hacia afuera. Calientan y activan todo el organismo. Son maravillosos para ayudarnos a distribuir el *chi*, pero si los tomamos en exceso pueden dispersarlo demasiado: esto explica que, al pasarnos con el sabor picante, empecemos a sudar mucho. Tonifican el elemento metal, actuando sobre pulmón e intestino grueso, y, en especial, promueven la circulación de la sangre, evitando su estancamiento. Esto es muy importante, ya que la sangre es el líquido nutritivo que recorre todas las células y órganos de nuestro cuerpo. Este sabor está contraindicado en caso de hemorroides o úlceras de estómago porque puede agravarlas. Los picantes de naturaleza caliente van muy bien para síntomas de frío, mientras que los picantes frescos funcionan mejor para síntomas de calor.

Por último, los alimentos de sabor salado tonifican el elemento agua y sus órganos asociados, el riñón y la vejiga. Este sabor, de gran poder remineralizante y reforzante, actúa directamente sobre los huesos. En cantidad moderada ablanda, lubrifica y estimula la función digestiva. En exceso, sin embargo, sobreestimula los riñones, debilitando huesos, sangre y corazón. Los alimentos de sabor salado nos ayudan a conducir la energía hacia abajo y hacia adentro. También son suavemente laxantes y los que provienen del mar tonifican el yin, es decir, los fluidos internos del cuerpo.

ALIMENTOS DE SABOR ÁCIDO

Naturaleza/ Alimentos	Frío	Fresco	Neutro	Tibio	Caliente
Cereales		trigo arroz salvaje			
Frutas	limón toronja lima	naranja mandarina pera ácida manzana ácida mora fresa	chabacano uva piña ciruela escaramujo mango dátiles frambuesa	madroño grosella cereza	
Verduras		jitomate			
Lácteos	yogur	queso fermentado			
Legumbres			*azukis*		
Proteínas animales			pato		
Pescados					trucha
Bebidas		cerveza de trigo		vino	
Condimentos		*umeboshi*		vinagre	
Frutos secos			pistache		

ALIMENTOS DE SABOR AMARGO

Naturaleza/ Alimentos	Frío	Fresco	Neutro	Tibio	Caliente
Cereales		centeno	mijo		
Frutas					
Verduras		rábanos apio lechuga berros espinacas crudas nabos crudos alcachofas crudas pepino diente de león arúgula	alfalfa	fenogreco alcaparras	
Lácteos					
Legumbres					

ALIMENTOS DE SABOR AMARGO					
Naturaleza/ Alimentos	Frío	Fresco	Neutro	Tibio	Caliente
Proteínas animales					
Pescados					
Bebidas		té verde té negro achicoria cerveza de trigo	manzanilla amarga café de cereales	valeriana tomillo vino café natural	café tostado
Condimentos	ruibarbo verbena	diente de león		piel de mandarina seca orégano albahaca *ginseng*	
Frutos secos					

ALIMENTOS DE SABOR DULCE					
Naturaleza/ Alimentos	Frío	Fresco	Neutro	Tibio	Caliente
Cereales	trigo germen de trigo	centeno maíz cebada amaranto seitán	arroz mijo espelta quinoa	arroz glutinoso avena	trigo sarraceno
Frutas	plátano melón sandía		chabacano higos ciruela uvas	durazno cereza piña dátiles	
Verduras	alga *nori* alga agar-agar	apio espárragos berenjenas acelgas lechuga pepino berros espinacas jitomate calabacita alcachofa aguacate	nabo calabaza ejotes habas papa zanahoria col chícharos coliflor brócoli camote betabel *shiitake*	puerros cebollas	
Lácteos					

ALIMENTOS DE SABOR DULCE					
Naturaleza/ Alimentos	Frío	Fresco	Neutro	Tibio	Caliente
Legumbres		tofu bebida de soya soya verde	garbanzos soya negra lentejas *azukis*		
Proteínas animales		conejo	huevo cocido ternera	pollo	cordero
Pescados	pulpo		pescado blanco sardinas ostras salmón	camarones anchoas anguilas	
Bebidas		cerveza té verde	té *kukicha* té *sencha*	vino té negro *amazake*	
Condimentos		aceite de ajonjolí diente de león menta manzanilla raíz de loto azúcar	aceite de oliva jalea real *kuzu* miel aceitunas	canela romero anís estrellado orégano *ginseng* chino *Angelica sinensis* perejil melazas	ajo hinojo canela (corteza)
Frutos secos		pepitas de calabaza	ajonjolí negro semillas de girasol almendras cacahuates	ajonjolí marrón piñones nueces castañas coco	

ALIMENTOS DE SABOR SALADO					
Naturaleza/ Alimentos	Frío	Fresco	Neutro	Tibio	Caliente
Cereales		cebada	mijo		
Frutas					
Verduras	alga *nori*	alga *kelp*	alga *kombu*		
Lácteos					
Legumbres					
Proteínas animales			huevo (yema) pato cerdo		

ALIMENTOS DE SABOR SALADO					
Naturaleza/ Alimentos	Frío	Fresco	Neutro	Tibio	Caliente
Pescados	cangrejo pulpo almejas		pescado blanco calamares sepia sardinas ostras	camarones mejillones	
Bebidas					
Condimentos	sal	tamari miso	ciruela umeboshi		ajo
Frutos secos					

ALIMENTOS DE SABOR PICANTE					
Naturaleza/ Alimentos	Frío	Fresco	Neutro	Tibio	Caliente
Cereales	germen de trigo				
Frutas					
Verduras		menta mejorana rábano apio pepino berro nabo berenjena	daikon zanahoria azafrán	cebolla hinojo puerro escalonia alcaparras cilantro perejil cebolla albahaca	
Lácteos					
Legumbres					
Pescados					
Bebidas				vino	
Condimentos		menta	azafrán daikon seco	comino canela en rama jengibre fresco anís estrellado salvia tomillo orégano romero hinojo valeriana Angelica sinensis	ajo canela (corteza) jengibre seco clavo chili pimienta
Frutos secos					

5. EL HORARIO ENERGÉTICO BIOLÓGICO DE LOS ÓRGANOS

**Nuestro reloj biológico es el maestro interno
que nos guía en armonía con la naturaleza.**

La medicina tradicional china nos habla de que existe un ciclo o reloj biológico asociado a las principales partes del cuerpo. Este orden energético se basa en el horario solar y debe adaptarse a nuestra latitud española, sumando una hora en invierno y dos horas en verano.

El reloj energético nos explica el punto de máxima y mínima energía de cada uno de nuestros órganos. Los mensajes que nos manda nuestro cuerpo en uno u otro horario nos pueden servir para ver si ese órgano tiene un defecto o exceso energético y nos darán información de cómo tenemos que orientar nuestra dieta y hábitos de vida para equilibrarlo. El organismo siempre nos manda mensajes, aunque al ser humano le cueste interpretarlos, porque desconoce su lenguaje o no le presta la suficiente atención. Te invito a que, a partir de ahora, observes más las señales que manda tu cuerpo y en qué momentos del día te los manda, porque este aspecto es clave para poder reconocer dónde está el desequilibrio y mejorar así tu energía.

Si observamos la siguiente tabla, vemos que hay momentos del día en los que los órganos implicados en la digestión tienen más energía, por lo que será de sentido común pensar que se trata de las franjas en las que es más adecuado comer. Según nos dice la nutrición energética, las mejores horas para alimentarse se encuentran entre las siete y las once de la mañana (hora solar), ya que es cuando el estómago (7-9 h) y el bazo (9-11 h) gozan de su máxima energía para poder procesar y absorber bien los alimentos. Por lo tanto, estas son las mejores horas para hacer las comidas principales. Sin embargo, a partir de la puesta de sol las comidas deben de ser muy ligeras, ya que en el momento en que no hay luz todas las funciones digestivas decrecen rápidamente. Estas indicaciones deben ser tomadas en serio por las personas con debilidad digestiva y por las de mayor edad. Es importante entender que, cuando el alimento está demasiado tiempo en el sistema digestivo y no corre su energía por nuestro cuerpo, se pudre y nos intoxica.

ÓRGANO	MÁXIMA ENERGÍA	MÍNIMA ENERGÍA
Hígado	1-3	13-15
Pulmones	3-5	15-17
Intestino grueso	5-7	17-19
Estómago	7-9	19-21
Bazo	9-11	21-23
Corazón	11-13	23-1
Intestino delgado	13-15	1-3
Vejiga	15-17	3-5
Riñones	17-19	5-7
Pericardio	19-21	7-9
Triple recalentador	21-23	9-11
Vesícula biliar	23-1	11-13

3

Preparar el camino para elevar la vitalidad

1. CONOCE QUIÉN ERES: LA GENÉTICA Y LA CONSTITUCIÓN HUMANA

Es mucho más importante saber qué persona
tiene la enfermedad que qué enfermedad tiene la persona.
HIPÓCRATES

Todos hemos oído hablar de genética, de cómo nuestros genes pueden predeterminar cómo somos, cómo pensamos y hasta cómo actuamos. Ahora sabemos que, en realidad, la genética solo puede influir en un 20% de lo que somos y que la activación de esos genes está condicionada por muchos factores: el clima, la sociedad, la cultura, la educación, la economía y todos los hábitos de vida que vamos gestando día a día. Por ello, te puedo asegurar que tu tendencia genética se trata solo de una tendencia que es altamente trabajable, ya que ese 80% restante se encuentra en nuestras manos.

En nutrición energética no hablamos de «genética», sino de «constitución». La constitución es nuestra tendencia a ser, estar o actuar en la vida, así como a enfermar o a tener éxito. Por ello, la clave es conocer a fondo nuestra constitución para que podamos cuidar al máximo nuestras debilidades y potenciar supremamente nuestras fortalezas.

Conocer lo que llamo «tu talón de Aquiles» o «tu tendencia a desvitalizarte» es clave para tener una vida lo más armónica posible.

La constitución o tendencia genética se puede manifestar en todos los planos del ser humano: en el físico, en el mental y en el emocional, entre otros. Hay dos tendencias constitucionales claramente definidas: la tendencia constitucional yin y la tendencia constitucional yang. Para poder conocerlas del todo, necesitamos comprender primero los conceptos de las tendencias metabólica, mental, emocional y relacional, las cuales dependen en cierta medida de las características que heredaste.

No hay blanco o negro en el mundo de la energía: todo tiene sus matices de grises porque estamos en constante movimiento. Somos tendencias energéticas.

A nivel físico, una constitución con tendencia yin o yang tiene estas características:

CONSTITUCIÓN FÍSICA CON TENDENCIA YIN

- **Cuerpo**: tendencia a ser delgado y alto.
- **Proporción cabeza/cuerpo**: cuerpo relativamente grande comparado con la cabeza.
- **Estructura ósea**: alta, con huesos largos, delicados, ligeros y delgados.
- **Contorno facial**: más bien alargado y delgado.
- **Mandíbulas**: delgadas y puntiagudas.
- **Manos**: alargadas, más bien húmedas y frías.
- **Dedos**: si al cerrar los dedos de la mano vemos espacios entre ellos, es yin.
- **Pies**: tobillos hinchados o tendón de Aquiles doloroso o de color violáceo.
- **Orejas**: pequeñas y lóbulos escasos.
- **Dientes**: múltiples problemas dentales, débiles; se caen y se rompen fácilmente.
- **Lengua**: pálida, blanquecina y muy húmeda.

CONSTITUCIÓN FÍSICA CON TENDENCIA YANG

- **Cuerpo:** tendencia a ser pequeño, denso y robusto.
- **Proporción cabeza/cuerpo:** cabeza relativamente grande.
- **Estructura ósea:** pesada, fuerte, con los huesos de los tobillos y muñecas robustos.
- **Contorno facial:** de forma cuadrada o redonda.
- **Mandíbulas:** cuadradas.
- **Manos:** cuadradas y más bien secas.
- **Dedos:** cortos, sólidos y densos, y muy juntos unos con otros.
- **Pies:** con durezas y uñas duras y gruesas.
- **Orejas:** grandes, con lóbulos pronunciados.
- **Dientes:** fuertes y con escasos problemas.
- **Lengua:** amarilla o roja y de aspecto seco.

Como te puedes imaginar, no debes tener todas las características físicas para clasificarte en uno u otro grupo, sino que te corresponderás con aquel con el que coincidas en más atributos.

Por otro lado, la tendencia metabólica es el ritmo al que funciona el cuerpo físico interno: cómo absorbemos los nutrientes, cómo digerimos los alimentos, cómo nos regeneramos, cómo nos regulamos, cómo eliminamos las toxinas, cómo se comunican los órganos, etcétera.

Las personas de tendencia metabólica yin son personas que digieren lento, que después de excederse con la comida o la bebida se recuperan paulatinamente. Si duermen poco, les cuesta activarse. Tienen tránsitos intestinales lentos con tendencia al estreñimiento o a heces más bien pastosas o diarreicas porque no absorben bien los nutrientes. También tienden a retener líquidos en el cuerpo y a hincharse, así como a ganar peso. Acostumbran a desarrollar enfermedades o disfunciones hipo —hipoclorhidria, hipotiroidismo, hipotensión…—, porque su cuerpo va a un ritmo más lento. Esta tendencia, sin embargo, no tiene por qué conducir a enfermedad si se cuida debidamente.

En cambio, las personas con tendencia metabólica yang son todo lo contrario. Son comilonas y digieren muy bien: se pueden permitir más excesos de beber o de comer porque se recuperan más fácilmente debido a su alta capacidad de regeneración y depuración. Eliminan toxinas muy bien: van sin dificultad al baño y pocas veces tienen estreñimiento, aunque pueden tener heces pastosas y diarreicas por los excesos que hacen. Tienden a sudar más. No engordan con facilidad, y si lo hacen, pierden peso muy rápidamente. Estas personas acostumbran a desarrollar enfermedades o disfunciones de tipo hiper —acidez de estómago, hipertensión, hipercolesterolemia, sobrepeso…—, porque su cuerpo va más acelerado y porque al disponer de más vitalidad acostumbran a llevar a sus cuerpos al límite. Esta condición es más común en personas jóvenes, aunque también la presentan personas mayores, esas que todos conocemos y envidiamos porque siempre se encuentran bien, aunque cometan excesos que la mayoría de nosotros no nos podemos permitir sin pagar un alto precio.

Por último, vamos a hablar de la tendencia mental y emocional. Las personas con tendencia constitucional yin acostumbran a ser más creativos, mental-idealistas, artísticos, emocionales, pasivos, volátiles… y a realizar actividades de origen más intelectual y artístico. En cambio, las personas de tendencia constitucional yang tienden a ser más concretos, dinámicos, sociales, prácticos, activos, competitivos… y a realizar actividades que requieren movimiento y superación.

Ahora es tu turno: analízate para saber qué tendencias tienes. Puede ser que tengas una constitución física yin, pero una constitución mental yang… o a la inversa. Esto es muy habitual, por lo que en el último capítulo del libro veremos cómo equilibrarnos, ya que si el cuerpo y la mente no van en sintonía, será más fácil que nos agotemos y perdamos vitalidad.

Como el tema no es fácil, a lo largo de estos apartados compartiré contigo unas tablas maravillosas, adaptadas del libro *Macrobiótica, la revolución sana* (La Esfera de los Libros, 2014), donde su fallecido autor, Francisco Varatojo, recoge de forma muy completa los principales ítems que te pueden ayudar a descubrir tu constitución. En esta sección, analizarás tu constitución física:

CONSTITUCIÓN HUMANA	YIN	YANG
Constitución robusta (yang)		
Constitución más sensible (yin)		
Persona alta (yin)		
Persona baja (yang)		
Cara redonda o cuadrada (yang)		
Cara larga o alargada (yin)		
Mandíbula ancha (yang)		
Mandíbula estrecha (yin)		
Cabeza grande en relación al cuerpo (yang)		
Cabeza pequeña en relación al cuerpo (yin)		
Palma de las manos cuadrada (yang)		
Palma de las manos más alargada (yin)		
Dedos de las manos cortos (yang) o largos (yin)		
Orejas grandes (yang) o pequeñas (yin)		
Ojos grandes (yin) o pequeños (yang)		
Nariz corta (yang) o larga (yin)		
Boca grande (yin) o pequeña (yang)		

Fuente: *Macrobiótica, la revolución sana*, de Francisco Varatojo (La Esfera de los Libros, 2014).

2. CONOCE EN QUIÉN TE ESTÁS CONVIRTIENDO: LOS HÁBITOS DE VIDA Y TU CONDICIÓN ACTUAL

> Somos lo que hacemos repetidamente.
> La excelencia, entonces,
> no es un acto, sino un hábito.
> **ARISTÓTELES**

Como hemos introducido en el apartado anterior, los hábitos de vida son tan importantes que acaban conformando lo que somos en más de un 80%. Esto significa que, aunque tengas una tendencia genética o constitucional a padecer una enfermedad o a ser de una determinada manera, lo que realmente va a influir en que eso se desarrolle o no son tus hábitos de vida.

Los hábitos de vida son lo que la medicina tradicional china llama «condición». La condición es el conjunto de aspectos que nos hablan de cómo se encuentra la persona en un determinado momento, algo que puede ser temporal, pasajero, debido a hábitos de vida ocasionales, a un altibajo emocional, a una fase vital en concreto... Es importante que entendamos que la condición humana está sujeta a cómo nos han educado, a nuestros aprendizajes vitales, a cómo vivimos en el presente, a nuestra cultura, nivel social, nivel económico, momento físico-vital, etc. O sea, que puede estar cambiando constantemente y que afecta a nuestra salud y energía. Por ello, conocer cómo estás ahora, tengas la tendencia constitucional que tengas, te va a servir mucho para poder equilibrar y mejorar tu salud.

La constitución es la tendencia predominante que tienes a ir hacia..., pero la condición puede modificar tu constitución.

Se considera que una persona está en una condición yin si es muy friolenta, se siente debilitada, necesita dormir mucho, le cuesta relacionarse socialmente, tiende a contraer enfermedades de defecto (resfriados, alergias...) constantemente y durante largos periodos, se siente introspectiva, tímida, cansada... Son personas que, normalmente, después de comer notan un gran bajón de energía y habitualmente prefieren acostarse pronto y madrugar.

Se considera que una persona está en una condición yang si, por el contrario, se siente muy energética y necesita dormir poco, a nivel de relaciones demuestra un exceso de sociabilidad, a veces puede estar excesivamente enfadada debido a su fuerte temperamento, tiene poca paciencia, es muy exigente y se exalta fácilmente. Son personas que, normalmente, no dicen sentirse cansados y tienden a acostarse tarde porque les cuesta relajarse.

Repetimos, la condición no es innata, sino que va modificándose día a día debido a múltiples factores. Entre estos, los que más influyen en el desarrollo de nuestra condición son los hábitos de vida. Un descanso adecuado, un poco de ejercicio físico, una alimentación correcta y un bajo nivel de estrés ayudan a equilibrar nuestra condición.

Ahora te toca analizar tu condición actual. Para ello, anota cuántos valores yin y yang tienes en las siguientes tablas. Después, súmalos. Así conocerás tu condición actual.

CONDICIÓN HUMANA (Factores físicos)	YIN	YANG
Sensación general de cansancio (yin)		
Hiperactividad (yang)		
Dificultad para relajarse (yang)		
Falta de motivación (yin)		
Falta de flexibilidad (yang)		
Ser exigente (yang)		
Cambiar de ideas constantemente (yin)		
Dormir más de nueve horas (yin)		
Dormir menos de siete horas (yang)		
Orina oscura (yang) o clara (yin)		
Orinar pocas veces (yang) o con frecuencia (yin)		
Heces blandas (yin) o duras (yang)		
Heces claras (yin) u oscuras (yang)		
Voz fuerte (yang) o débil (yin)		
Caminar rápido (yang) o lento (yin)		

CONDICIÓN HUMANA (Actividad diaria y factores de estrés)	YIN	YANG
Vida rápida y agitada (yang)		
Vida lenta y tranquila (yin)		
Falta de confianza (yin)		
Exceso de confianza (yang)		
Indiferente (yin)		
Competitivo (yang)		
Llega tarde a las citas (yin)		
Llega puntual a las citas (yang)		
Siente falta de control (yin)		
Controla a los demás (yang)		
Llora con frecuencia (yin)		
Nunca llora (yang)		

CONDICIÓN HUMANA (Actividad diaria y factores de estrés)	YIN	YANG
Fatiga crónica (yin)		
No puede parar de trabajar (yang)		
Persona paciente (yin)		
Persona impaciente (yang)		
Irritabilidad (yang)		
Excitabilidad en exceso (yin)		

CONDICIÓN HUMANA (Factores psicológicos y de comportamiento)	YIN	YANG
Ser ambicioso (yang)		
Quejarse de la vida (yin)		
Tender a olvidarse de las cosas (yin)		
Tendencia a ser muy precavido o miedoso (yin)		
Ser complaciente consigo mismo (yin)		
Ser desconfiado (yang)		
Ser escéptico (yang)		
Tener una actitud defensiva (yin)		
Tener actitud arrogante (yang)		
Tener complejo de inferioridad (yin)		
Tener complejo de superioridad (yang)		
Vivir en un mundo de fantasía (yin)		
Sentirse víctima (yin)		
Quedarse demasiado en casa (yin)		
Estar siempre fuera de casa (yang)		
Ser obstinado (yang)		
Ser sensible y creativo (yin)		
Ser meticuloso (yang)		
Ser intolerante (yang)		
Ser egocéntrico (yang)		
Le cuesta hacer cambios (yin)		
Le gusta la innovación constante (yang)		
Ser envidioso (yang)		

INTERACCIÓN CON EL MEDIO AMBIENTE	YIN	YANG
Le gustan los climas fríos (yang)		
Le gustan los climas cálidos (yin)		
Le gustan las comidas calientitas (yin)		
Prefiere las comidas frescas (yang)		
Le encantan los helados y las bebidas bien frías (yang)		
Prefiere las infusiones y postres al tiempo o calientes (yin)		
Prefiere la naturaleza y la calma (yin)		
Le gusta la ciudad y sus actividades (yang)		

FUENTE: todas las tablas fueron sacadas del libro *Macrobiótica, la revolución sana*, de Francisco Varatojo (La Esfera de los Libros, 2014).

3. PREPARA EL CAMINO PARA ELEVAR TU VITALIDAD: DESCUBRIR QUIÉN ERES PARA SABER QUÉ NECESITAS

**La salud es un viaje constante,
donde cada elección es un paso hacia el bienestar.**

Ahora que ya conoces lo que es la constitución y la condición, te invito a que dediques un rato a hacer el siguiente cuestionario. Gracias a él, indagarás en tus aspectos físicos, mentales y emocionales, te conocerás y descubrirás tus fortalezas y debilidades. Así, podrás ponerlas al servicio del bienestar máximo: tu vitalidad.

CUESTIONARIO PARA SABER SI ERES DE TENDENCIA YIN O YANG

1. **Personalmente, suelo ser...**
    a) pensativo, miedoso, con tendencia a la preocupación.
    b) ansioso, impaciente, con tendencia a la irritabilidad.
2. **Socialmente, suelo ser...**
    a) introvertido, poco hablador. Tiendo a escuchar más que a hablar y me puede costar relacionarme si no me siento cómodo.
    b) extrovertido, me encanta hablar y que me escuchen. Me relaciono con todo el mundo con mucha facilidad, me sale de manera natural.

3. **En relación con mi día a día...**
   a) soy casero o, aunque no tanto, me encanta entretenerme con mis cosas y mis rutinas.
   b) la casa se me cae encima: necesito estar tiempo fuera de ella y me encanta hacer cosas nuevas constantemente.

4. **En relación con mis actividades...**
   a) me gusta apuntarme a actividades, pero soy más de hacer pocas cosas y aprovecharlas.
   b) me encanta apuntarme a actividades y peco de hacer demasiadas, ya que quiero hacer muchísimas cosas.

5. **Imagina que estás en una fiesta a la que decidiste ir. ¿Cómo es tu proceder habitual?**
   a) Me encanta estar allí: disfruto, pero soy comedido en la comida y en la bebida e intento no retirarme tarde porque me conozco y no aguanto muy bien los excesos.
   b) Me encantan las fiestas: disfruto y aprovecho para comer y beber lo que me gusta. Si me la estoy pasando bien, no sufro mucho por la hora de retirada: fluyo porque me encanta disfrutar y sé que al día siguiente no voy a estar tan mal. Soy muy de vivir según el *carpe diem*.

6. **En relación con mi cuerpo...**
   a) soy de tendencia friolenta: suelo tener las manos y los pies fríos y cuando estoy parado tiendo a enfriarme muy rápidamente.
   b) soy de tendencia calurosa: cuando todo el mundo empieza a ponerse la chamarra, yo aún voy en manga corta.

7. **¿Cómo enfermas?**
   a) Tengo tendencia a sufrir resfriados o bajadas de energía (sensación de estar levemente enfermo) y me suelen durar mucho, aunque no me dejan tan fundido como para no seguir con mi día a día.
   b) No acostumbro a estar enfermo, solo muy de vez en cuando: quizá una gripe cada dos años o así, pero de los que me dejan *KO* dos o tres días, aunque luego me recupero rápido.

8. **¿Cómo son tus digestiones?**
   a) Tengo que vigilar lo que como porque tengo tendencia a digestiones pesadas o gases o inflamación abdominal.
   b) Todo me sienta de maravilla a no ser que me exceda.

9. **¿Cómo vas al baño?**
   a) Normalmente voy bien; pero, cuando estoy nervioso o cuando salgo de casa, tengo tendencia a la diarrea o a heces pastosas; o mi

tendencia es heces pastosas siempre. Necesito seguir mis rutinas para asegurarme de ir al baño a diario; si no, puedo padecer estreñimiento.

b) Normalmente voy bien y hasta varias veces al día, pero si tengo mucho estrés o estoy ansioso tengo tendencia al estreñimiento; o tiendo habitualmente al estreñimiento o a presentar heces duras o bolitas.

10. ¿Cómo duermes?

a) Me cuesta un poco conciliar el sueño, sobre todo si estoy preocupado. Si no es el caso, duermo bien, pero necesito dormir un mínimo de ocho horas para funcionar. Si puedo, duermo hasta nueve o diez horas.

b) Me duermo enseguida, a no ser que tenga algo importante en la mente que resolver. Muchas veces, con menos de siete horas de sueño voy perfecto de energía para el día.

11. ¿A qué hora cae tu energía?

a) Soy madrugador: por la mañana funciono muy bien, pero después de comer mi energía cae en picada y a partir de las siete de la noche ya no soy persona.

b) Si madrugo es por necesidad: por la mañana me cuesta arrancar, pero a mediodía estoy a plena energía. Por la tarde-noche parece que me activan de nuevo y me cuesta ver el momento de acostarme.

12. ¿Cómo es tu piel y tu pelo?

a) Mi piel es de tendencia grasa, al igual que mi pelo.

b) Mi piel es de tendencia seca, al igual que mi pelo.

13. Háblame de la fisionomía de tu cuerpo... (si eres mujer)

a) tengo tendencia a cadera ancha, trasero y retención de líquidos en las piernas.

b) tengo tendencia al abdomen inflado, a que no se me marque la cintura, a que me salga papada y se me ensanchen los brazos y el pecho.

14. Háblame de la fisionomía de tu cuerpo... (si eres hombre)

a) si gano peso, tengo tendencia a que se me ensanche la cintura, a tener llantitas y a que se me ensanchen los cuádriceps y las piernas.

b) si gano peso, tengo tendencia a que se me infle el abdomen en forma de bola de billar, a que me salga papada y a que se me ensanche y cuelgue el pecho.

15. En tu día a día...

    a) me levanto bien si dormí lo suficiente. Después de comer me da un pequeño bajón y hacia las seis de la tarde ya estoy fundido. Tengo tendencia al cansancio.

    b) me levanto con mucha energía. Después de comer estoy bien a no ser que me haya excedido y solo noto el cansancio en el momento en que paro y me siento: si estoy activo, no me doy ni cuenta.

Si la mayoría de tus respuestas son A, tu tendencia general es yin.

Si la mayoría de tus respuestas son B, tu tendencia general es yang.

Si todo quedó muy empatado o continúas teniendo dudas porque no te ves reflejado con la tendencia, no te preocupes. Como la constitución está muy anclada a nuestra herencia genética, se puede identificar mejor si piensas en cómo actuabas cuando tenías 20 años y gozabas de plena juventud, energía y cero cargas laborales o familiares. En ese momento vital —que trata sobre explorar y suele poner a prueba la salud constantemente con bebidas, comidas, poco sueño, etc.—, es donde uno empieza a descubrir su grado de tolerancia a los factores que afectan a la salud. Por ejemplo, si fuiste un joven de 20 años de constitución yin, de seguro en esa época te diste cuenta de que tu tolerancia al alcohol era muy baja y de que si dormías poco, al día siguiente no podías moverte del sofá. En cambio, seguramente tu amigo yang podía casi no dormir, ingerir lo que quisiera y al día siguiente estaba fácilmente recuperado. Esto es constitución: ambas personas hacen lo mismo, pero al tener fortalezas diferentes, su capacidad de reacción y sanación es distinta.

Es importante que te reconozcas en una tendencia u otra porque ese es el primer paso para saber cómo actuar para tener más vitalidad y salud. Sin embargo, quiero que entiendas que ninguna de las dos opciones es mejor ni peor: solo son tendencias.

Si ya identificaste tu tendencia, es la hora de descubrir tus debilidades, tu talón de Aquiles. Piensa en tu tendencia a enfermar, en ese primer órgano de tu cuerpo que se desestabiliza cuando pones al límite tu fortaleza interna. ¿La garganta con anginas? ¿El sistema digestivo, con ardor o pesadez? ¿El sistema de excreción, con estreñimiento o diarrea? ¿El lumbago? ¿Las contracturas?

Aquí te dejo algunos ejemplos y espacios vacíos para que los rellenes. Estos síntomas son el mejor detective de tu salud.

Tu cuerpo te muestra el camino: solo debes estar atento, observar y actuar.

MI TENDENCIA A ENFERMAR SE REFLEJA EN...	CUÁNTAS VECES AL MES	CUÁNTAS VECES AL AÑO
Digestiones pesadas		
Estreñimiento		
Mucosidad o estornudos		
Picores en el cuerpo o eczemas		
Dolor en lumbares		
Dolor en articulaciones		
Dolores de cabeza		
Insomnio, dificultad para relajarme		
Contracturas en cuello, espalda...		
Infecciones de orina		
Cándidas vaginales		

4

Las principales claves de la vitalidad

1. LA SINCRONIZACIÓN CON LOS RITMOS DE LA NATURALEZA

Elementos vitales, regalos de la existencia,
conectan mi ser, despiertan mi conciencia.
En su equilibrio encuentro mi plenitud,
una sinfonía divina, que me llena de gratitud.

Los seres humanos somos seres complejos y multifacéticos, y nuestra energía puede ser influenciada por una variedad de factores en nuestro entorno y nuestras actividades diarias. Aquí exploraremos algunos de los principales elementos vitalizantes que pueden llenarnos de energía. Es en la naturaleza donde los encontramos.

La luz del sol: la exposición a la luz solar puede mejorar el estado de ánimo, aumentar la vitamina D y reducir el estrés. Una acción tan maravillosa como salir cada día a pasear al sol durante veinte minutos sin lentes de sol —lo que yo llamo «solear la retina»— activa nuestra vitalidad y nos hace sentir mejor. Lo ideal es salir a media mañana, hacia las once de la mañana.

El aire fresco: la inhalación de aire fresco puede mejorar la concentración y la claridad mental, aportando más energía al organismo. Es ideal realizar un paseo al aire libre durante veinte minutos a primera hora de la mañana o después de cenar.

El agua: el agua es esencial para la vida y tener una hidratación adecuada es importante para la energía y el bienestar general. No te olvides de beber agua de calidad a diario y de sumergirte en un río o en el mar cuando puedas: en ellos se encuentran multitud de minerales que recargan nuestras células. Dejar correr el agua por nuestro cuerpo en un baño diario de pocos minutos también nos limpia de la toxicidad ambiental y de las impurezas que se acumulan en nuestra piel. Para ello no hace falta jabón, solo masajear con una buena esponja mientras corre el agua.

Los espacios verdes: estar rodeado de naturaleza y espacios verdes puede reducir el estrés, reforzar la salud cardiovascular y mejorar el estado de ánimo. Buscar tu espacio verde diario es importantísimo. Si no puedes, intenta tener en casa suficientes plantas que te recarguen de iones negativos. El pothos es un tipo de planta muy resistente que absorbe las partículas tóxicas volátiles, aumenta la humedad del aire y genera oxígeno. Según el *fengshui*, es una planta que irradia fortaleza y revitaliza los ambientes.

Las conductas humanas y las relaciones sociales también pueden ser fuente de vitalidad. Hay muchos estudios que avalan cómo ciertas conductas humanas nos ayudan a sentirnos mejor. La práctica de la gratitud puede mejorar el bienestar emocional, aumentar la resiliencia y reducir el estrés. No hay nada mejor que agradecer lo que uno tiene: es la mejor manera de sentirse realmente afortunado. La empatía puede mejorar la conexión social y también reducir la tensión interna. Cuando conectamos con el otro, nos volvemos más vulnerables, más flexibles, menos rígidos y perfeccionistas, y ganamos energía mental. Asimismo, la creatividad puede mejorar el estado de ánimo al aumentar la autoestima y reducir el estrés. Reír es también una conducta maravillosa que, además de liberar tensiones, te carga de endorfinas. Y, cómo no, es importante contar con una tribu de personas a tu lado que te aporten y a la que aportes, porque sentirse cuidado y a la vez útil es muy reconfortante.

Otros elementos altamente vitalizantes que desglosaremos más adelante son el ejercicio físico, la comida de calidad, el descanso y la meditación o tener espacios de silencio con uno mismo.

La naturaleza está en constante cambio y tiene sus propios ritmos, que influyen en nuestro cuerpo y en nuestra salud. La modernidad nos alejó de lo natural y ello provocó consecuencias nefastas para nuestro bienestar. Ahora sabemos que mantenernos en sincronía con los ritmos naturales es clave para obtener beneficios significativos física, emocional y mentalmente.

Nuestro cuerpo posee su propio ritmo biológico, conocido como ritmo circadiano, que está diseñado para funcionar en sintonía con la luz del sol y la oscuridad. Sin embargo, el estilo de vida moderno, con horarios de trabajo prolongados, la exposición constante a la luz artificial y la dependencia de la tecnología pueden desequilibrarlo y, por ende, afectar negativamente nuestra salud. Cuando no seguimos los ritmos naturales, podemos experimentar trastornos del sueño, fatiga crónica, falta de energía, ansiedad y otros problemas de salud mental. Además, esta falta de sincronización también puede alterar nuestro sistema inmunológico, lo que nos hace más susceptibles a padecer enfermedades.

La buena noticia es que podemos incorporar rituales en nuestra vida diaria para sincronizar nuestro cuerpo con los ritmos de la naturaleza. Aquí menciono algunos hábitos que podemos adoptar para tener más salud:

- Irnos a dormir y despertar temprano. Tratar de mantener un horario de sueño regular puede ayudar a nuestro cuerpo a regular su ritmo circadiano y a funcionar óptimamente.
- Debemos salir de día y ocultarnos de noche. La exposición a la luz solar es importante para la síntesis de la vitamina D, que es esencial para la salud de nuestros huesos y la función inmunológica. Los estudios nos dicen que debemos pasar al menos veinte minutos al día bajo el sol para notar sus efectos vitalizantes.
- Hay que moverse de día y descansar al anochecer. Somos nómadas y estamos hechos para movernos. Caminar a diario varias horas, además de hacer ejercicios más extenuantes, es lo que deberíamos hacer para mantener nuestro metabolismo, sistemas de detoxificación y músculos en armonía. No hacerlo nos desvitaliza, nos intoxica y nos hace sentir cansados.
- Hay que comer de día y reparar de noche. A veces nos olvidamos de que nuestro cuerpo tiene una predisposición fisiológica a hacer cada una de las funciones de mantenimiento que se requieren para mantenernos sanos. Nuestro sistema digestivo, al igual que el de la mayoría de los animales en la naturaleza, está preparado para funcionar de día y repararse de noche. Si alteramos este biorritmo, podemos sentirnos mal, enfermar o estar más cansados.

En conclusión, sincronizar nuestro cuerpo con los ritmos de la naturaleza es imprescindible. Adoptar rituales diarios —como dormir y despertar temprano, tomar el sol, hacer ejercicio al aire libre, comer de día alimentos de temporada, descansar y reducir la actividad cuando oscurece— puede ayudarnos a regular nuestro ritmo circadiano y mejorar nuestra vitalidad, tengamos la constitución que tengamos.

2. LA NUTRICIÓN DEL SENTIDO COMÚN: MUCHO MÁS ALLÁ DE LA BIOQUÍMICA DE LOS ALIMENTOS

> No hay alimentos buenos o malos:
> hay alimentos adecuados para mí en
> cada momento vital.

Como explicaba al inicio del libro, la búsqueda de la vida eterna o la mejora de la vitalidad a lo largo de la existencia ha sido tema de horas de investigación, observación y discusión en todas las culturas y en todos los tiempos. Casi todos estamos de acuerdo en los mismos factores clave para mejorar la vida, la salud o la vitalidad del ser humano, aunque cada escuela, tendencia o paradigma científico da unas especificaciones que la caracterizan. Estas especificaciones en el campo de la nutrición son las que dieron lugar a los diferentes tipos de dietas.

Nuestra cultura occidental se centró en primer lugar en las dietas enfocadas a curar o prevenir una patología. Aparecieron así la dieta DASH, para tratar la hipertensión y problemas cardiovasculares, y la dieta Kousmine, para tratar el cáncer y enfermedades autoinmunes, así como otras más que tenían una clara especificación terapéutica.

Después aparecieron los conocidos como «superalimentos» y se empezó a hablar de la importancia de consumir aquellos productos más ricos en nutrientes de manera ya predigerida o en polvo o pastillas. Aquí la nutrición se parecía más a una mezcla de pócimas preparadas en un laboratorio que a un plato lleno de colores, aromas, texturas y sabores que deleitara nuestro cuerpo y mente.

Más tarde se empezó a abordar más profundamente el tema de los nutrientes para decidir cuáles eran los mejores y cuáles debíamos reducir o eliminar de nuestra alimentación. En esta fase empezaron a ponerse de moda dietas como la macrobiótica, que, aunque en sus principios estaba muy enfocada a lo terapéutico, proponía una alimentación donde los granos, sobre todo el cereal, eran la clave de la salud. Los granos, como veremos más adelante, son muy ricos especialmente en carbohidratos y no resultan adecuados en grandes cantidades si eres sedentario.

En medio se coló la dieta vegetariana crudívora o *raw food*, donde lo mejor que podía hacer el ser humano era comer los alimentos crudos o cocinados a muy baja temperatura en una deshidratadora. Después nos abordaron con la dieta paleo o ancestral, según la cual, de golpe, los cereales eran lo peor que podía consumir el ser humano y lo ideal era cerciorarse de consumir abundante proteína animal, eso sí, ecológica y de pasto.

Ahora destaca la tendencia de la dieta keto o cetogénica, que afirma que la grasa debe ser una de nuestras mejores amigas, ya sea la del tocino ibérico, la de los huevos ecológicos o la del maravilloso aguacate.

Yo siempre he abogado por el sentido común, por lo que para mí no tiene sentido alguno despreciar un alimento de verdad y de calidad sin un buen motivo. De la misma manera, no le encuentro el sentido a atiborrarme de un grupo de alimentos concreto, ya sean carbohidratos, proteínas o grasas, sin tener en cuenta mi holística individualidad, que va más allá de mi biología. Cómo soy energéticamente, dónde vivo y cómo es mi día a día son cuestiones tan importantes a tener en cuenta en un ser humano, así como su biofisiología, patologías asociadas y edad.

Exactamente esto: cómo soy, dónde vivo y cómo es mi día a día. Estas tres cosas, que parecen tan terrenales, son claves para saber qué gasolina necesitas para tener vitalidad, a qué velocidad puedes moverte y cuándo y cuánto debes descansar. Uno debe saber si tiene un seiscientos o un Mercedes en su casa, si lo usa diez o ciento veinte kilómetros al día y cada cuánto debe ponerle combustible.

Cada persona tiene un conjunto de peculiaridades constitucionales que nos hablan de sus tendencias digestivas, de su metabolismo, de su capacidad de recuperación o regeneración, de su ritmo de eliminación de toxinas… La alimentación y el estilo de vida deben potenciar, activar y mejorar lo que tenemos de base.

Por muy sano que sea un alimento, si nuestro sistema digestivo no lo puede digerir bien o no lo absorbe correctamente o tarda mucho en descomponerlo o en eliminarlo, este alimento va a pasar de ser un tesoro a ser puro veneno.

Hemos de adaptar la alimentación a lo que somos y podemos digerir y no a la inversa, potenciando siempre nuestra fortaleza interna para poder ir a mejor.

La digestión: cómo funciona y cómo puedo activarla para sentirme bien y vital

Recordemos que, según la medicina tradicional china, el sistema digestivo es considerado como un sistema complejo que incluye el estómago, el bazo, el hígado, el páncreas y los intestinos. Estos órganos trabajan juntos para transformar los alimentos en energía y nutrientes que el cuerpo puede utilizar. La MTC considera que la digestión es un proceso que está relacionado con la energía vital, el *chi*, que fluye a través del cuerpo. Según esta teoría, cada órgano tiene una función específica en la digestión y un papel en el flujo del *chi*. Por ejemplo, el estómago es considerado como el órgano principal, responsable de la digestión y la descomposición de los alimentos. El bazo es responsable de la transformación de los alimentos en energía y nutrientes, y el hígado es responsable de la regulación del flujo del *chi* a través del cuerpo.

En resumen, la digestión es el proceso por el cual el cuerpo humano descompone los alimentos en nutrientes esenciales que son absorbidos y utilizados para proporcionar energía y mantener el funcionamiento óptimo del organismo. El proceso de digestión comienza en la boca y continúa a través del sistema digestivo, involucrando varios órganos y enzimas que trabajan juntos para convertir los alimentos en sustancias útiles para el cuerpo.

En la digestión intervienen muchos pasos y órganos que son claves para poder obtener la energía de los alimentos. Los más importantes son:

1. **La masticación:** la digestión comienza en la boca, donde los dientes y la lengua trabajan juntos para triturar y mezclar los alimentos con saliva. La saliva contiene enzimas que comienzan a descomponer los carbohidratos. No masticar bien implica empezar mal el trabajo.

2. **El esófago:** después de ser masticados, los alimentos pasan por el esófago, un tubo muscular que los lleva al estómago. Durante este proceso, un anillo muscular llamado esfínter esofágico inferior se relaja para permitir que los alimentos pasen al estómago. Esto significa que este paso se dará correctamente... ¡si estamos relajados!

3. **El estómago:** una vez que los alimentos llegan al estómago, las paredes musculares se contraen y liberan ácido clorhídrico y enzimas digestivas, como la pepsina, que descomponen las proteínas. El estómago también mezcla los alimentos con el ácido y las enzimas, lo que forma una pasta líquida llamada quimo. Si tenemos mucho estrés o estamos nerviosos o haciendo otras actividades mientras comemos, puede ser que no segreguemos suficiente ácido en el estómago y estos alimentos pasen al intestino delgado mal digeridos. Es importante entender que el proceso digestivo está controlado por el sistema nervioso parasimpático y, si este no está activado con la relajación y la calma, no funcionará bien.

4. **El intestino delgado:** el quimo pasa al intestino delgado, que es el lugar principal de la absorción de nutrientes. Las enzimas del páncreas y la bilis del hígado se liberan en el intestino delgado para continuar la descomposición de los alimentos. Los nutrientes se absorben a través de la pared del intestino delgado y entran en el torrente sanguíneo, que los lleva a las células del cuerpo. Aquí el problema puede incrementarse porque, si no hemos segregado suficiente ácido clorhídrico en el estómago y suficientes enzimas y bilis aquí, además de tener materia orgánica no descompuesta correctamente, podemos tener una población de microorganismos descontrolada que nos puede provocar inflamación y dolor abdominal. La saliva, el ácido clorhídrico y la bilis son nuestros compuestos antibióticos naturales, que ayudan a controlar la población de la microbiota. Si esta se desborda,

podemos tener el tan común SIBO o sobrecrecimiento bacteriano, del que ya se queja la mitad de la población occidental.

5. **El intestino grueso:** después de que los nutrientes se han absorbido, lo que queda de los alimentos pasa al intestino grueso, también conocido como colon. Aquí se absorbe la mayor parte del agua y los desechos sólidos se forman en heces.

6. **La defecación:** finalmente, las heces se almacenan en el recto y se eliminan del cuerpo a través del ano durante la defecación. Este paso también es clave porque no defecar a diario o no defecar lo suficiente puede suponer una acumulación de toxinas que agotan al cuerpo.

Este maravilloso proceso se complica y se enlentece si estamos estresados, si comemos alimentos inflamatorios, si no comemos tranquilos, con las alteraciones hormonales de la menstruación, con la menopausia y a medida que envejecemos. Afortunadamente, hay muchas cosas que podemos hacer para mejorar la digestión. Según la nutrición energética, la digestión siempre se habría de preparar: debemos activar el proceso digestivo para que haga su trabajo lo mejor posible.

Los pasos imprescindibles del arte de digerir bien serían los siguientes:

— Una de las cosas más importantes y que a veces se nos olvida es elegir bien los alimentos que necesitamos, hacer correctamente las compras. Aparte de ser local y estacional, esta selección se debe adaptar a nuestras necesidades constitucionales para potenciar nuestra energía. Con esto me refiero a tener en cuenta si necesito alimentos más yin o yang, qué sabor me conviene más ahora para equilibrar mi organismo y qué tipo de naturaleza se ajusta más a lo que necesito (fresca, neutra o tibia). Toda esta información la puedes volver a consultar en la tabla de la página 55 y las que aparecen desde la página 114.

— Una vez que tenemos la materia prima en casa, el segundo paso es la preparación de los alimentos. Cocinar es una manualidad maravillosa que actualmente hemos abandonado. Cada alimento tiene una manera de cocinarse o técnica culinaria específica que puede mejorar sus propiedades y hacer que nos siente mucho mejor, ya que la cocción funciona como una especie de predigestión del alimento. Como este descuidado tema es de suma importancia, dedicaremos todo un capítulo a intentar enamorarte del placer de cocinar de manera simple, sana y deliciosa.

Aprender a cocinar bien es clave para poder digerir mejor.

Esta sabia nutrición también nos dice que comer los alimentos trabajados culinariamente siempre va a mejorar nuestra digestión porque el organismo agradece mejor todo lo caliente y cocinado. Eso no quiere decir que todo se deba consumir cocido, sino que hay que saber seleccionar muy bien lo que sí y lo que no y en qué momento del día. Dentro del arte culinario aplicaremos también los elementos necesarios para reblandecer tejidos, hacer más accesibles los nutrientes, potenciarlos o activar lo que llamamos «fuego digestivo».

— Una vez hecha esta gran tarea, hay que dedicar un espacio físico tranquilo y el tiempo necesario al acto de comer, donde solo hagamos eso: comer. Al hacer esto, estaremos activando el sistema nervioso parasimpático que, como ya hemos explicado, es el que coordina todo lo que interviene en el proceso digestivo: enzimas, bilis, ácidos, movimientos viscerales...

— Cuando estemos tranquilos en nuestro espacio y con los alimentos sabiamente escogidos y cocinados, alcanzamos el último eslabón que podemos controlar conscientemente del proceso digestivo: la masticación. No es una broma que necesitemos masticar varias veces el bocado que nos llevamos a la boca. En este proceso desmenuzamos bien el alimento, lo empezamos a activar enzimáticamente y enviamos al cerebro las señales necesarias para que prepare lo que va a suceder dentro de nosotros.

Recuerda: elegir el alimento adecuado, cocinarlo como lo necesitas, estar tranquilo, dedicar tiempo y masticar.

Como puedes ver, hay muchas cosas que podemos hacer conscientemente para mejorar nuestra digestión. A continuación, vamos a ver con detalle los condimentos y procesos que pueden ayudarte.

Cómo potenciar la digestión con los sabores energéticos adecuados

Según la nutrición energética, tres de los cinco sabores que hemos explicado con anterioridad pueden facilitar o potenciar el fuego digestivo: el sabor amargo, el sabor salado y el sabor picante.

Te recomiendo que mires los cuadros de los sabores con detenimiento porque, si eres una de esas personas a las que el proceso digestivo le da problemas, tenerlos en cuenta te puede facilitar mucho la vida.

Por un lado, los alimentos de **sabor amargo**, aunque a menudo nos resulten desagradables, tienen muchos beneficios para la salud, especialmente en lo que se refiere a la digestión. A nivel energético, se les considera «aperitivos» porque activan este proceso: al ser muy drenantes y facilitar el flujo de energía hacia abajo, ayudan a promover el curso natural del proceso digestivo. A nivel bioquímico, contienen compuestos llamados alcaloides y terpenos, que ayudan a estimular las papilas gustativas en la boca y activan la producción de saliva y enzimas digestivas. Esta estimulación envía una señal al estómago para que comience a producir ácido clorhídrico y otras enzimas digestivas, lo que a su vez ayuda a descomponer los alimentos y promueve la absorción de nutrientes. Los alimentos amargos también pueden ayudar a estimular la producción de bilis y el flujo de esta desde la vesícula biliar al intestino delgado, ayudando a descomponer las grasas y las vitaminas solubles en grasa, lo que facilita la absorción de nutrientes.

Algunos de los alimentos amargos más representativos se encuentran dentro del grupo de las verduras de hojas verdes, como la espinaca, la acelga, la arúgula, los canónigos, la achicoria, la endivia o los berros, que contienen compuestos amargos llamados glucosinolatos y clorofila, los cuales ayudan a estimular la producción de enzimas digestivas y la bilis.

Estos alimentos, además, tienen la propiedad de ser altamente digestivos si se mastican muy bien y se aderezan con los condimentos adecuados. Empezar la comida del mediodía comiendo algunos de estos alimentos puede ayudarnos mucho a mejorar nuestras digestiones.

El **sabor salado** sería el segundo alimento aperitivo según la MTC. Cuando este sabor es detectado en la boca, se produce una respuesta refleja en el cuerpo que aumenta la producción de saliva y jugos gástricos. Si recordamos, dicho sabor se asocia con el elemento agua en la medicina tradicional china, y tiene propiedades hidratantes y lubricantes. Por lo tanto, el sabor salado también puede ayudar a suavizar los tejidos internos del cuerpo y a reducir la inflamación en el tracto digestivo. Algunos alimentos de sabor salado que usamos mucho en nutrición energética son las algas, el *tamari*, el *miso* y la sal marina.

En la MTC todas las comidas se inician con una sopita salada
que contiene algunos de los alimentos citados, porque activar
el proceso digestivo es clave para tener energía.

Por último, el **sabor picante** es el más importante a nivel energético como activador de cualquier proceso en el cuerpo, ya que su mayor cualidad es la de mover la energía y, por lo tanto, activar el proceso digestivo, impidiendo digestiones pesadas. Dentro del sabor picante tenemos dos alimentos muy representativos: el jengibre y la menta. El jengibre nos será muy útil en caso de que tengamos constituciones más yin con tendencia a frío interno, mucha debilidad digestiva y falta de ácido clorhídrico. En cambio, la menta es un picante fresco que nos va a ser más útil cuando haya calor interno, calor ambiental o sofocos, porque activa y mueve el proceso digestivo sin calentar el organismo.

Todos los picantes ayudan a activar el proceso digestivo,
pero es importante saber elegir bien cuál necesitas,
si caliente o fresco.

A continuación, desarrollaremos los condimentos. Antiguamente, los condimentos eran muy utilizados en cocina. Hoy en día, suponemos que esto se debía a que los platos se preparaban con elaboraciones más largas y a que la vida rural hacía más fácil que tuviéramos cerca nuestros fogones, hierbas aromáticas o especias para dar sabor y reblandecer los alimentos, haciendo que los platos fueran más ricos y digestivos.

Para algunas culturas donde la higiene ha sido muy escasa, estos han sido claves para poder mantener a los comensales sanos. Las especias y las hierbas aromáticas destacan por ser grandes antibióticos naturales, además de grandes potenciadores de los jugos gástricos. Añadir estos tesoros nutricionales no solo va a mejorar el sabor de los platos, sino que también aumentará nuestro fuego digestivo y controlará los microorganismos que entran y los que ya están en nuestro cuerpo.

Los condimentos que vitalizan la digestión

Los condimentos, especias y hierbas aromáticas son una forma fácil y sabrosa de mejorar la digestión y la salud en general. Muchas de estas plantas tienen propiedades medicinales que alivian los síntomas digestivos y mejoran la absorción de nutrientes.

- El **jengibre** es una raíz de sabor picante y naturaleza caliente que se ha utilizado durante siglos para tratar problemas digestivos. Ayuda a estimular la producción de ácido estomacal y enzimas. Estaría contraindicado si hay gastritis, ya que al ser de naturaleza caliente podría provocar más ardor gástrico.
- La **cúrcuma** es una especia de sabor amargo y picante y naturaleza cálida que se utiliza comúnmente en la cocina india. Contiene un compuesto llamado curcumina, que tiene propiedades antiinflamatorias y antioxidantes. La cúrcuma puede aliviar la inflamación en el tracto digestivo y mejorar la función hepática.
- El **comino** es una especia con un sabor amargo y picante y de naturaleza cálida que se utiliza en muchas cocinas del mundo. Es rico en hierro y otros nutrientes que pueden mejorar la salud digestiva. También alivia los síntomas de la indigestión y la inflamación.
- La **menta** es una hierba aromática refrescante que se ha utilizado durante siglos para aliviar problemas digestivos. Tiene naturaleza fresca y sabor picante y reduce la inflamación en el tracto digestivo y los síntomas de la indigestión.
- El **anís** es una especia de sabor dulce y picante y de naturaleza cálida. Se utiliza comúnmente en la cocina mediterránea y

asiática. Contiene compuestos que pueden estimular la producción de enzimas digestivas y aliviar los síntomas de la indigestión.

- El **hinojo** es una hierba aromática que tiene sabor dulce y amargo y es de naturaleza cálida. Alivia la inflamación y la flatulencia, y también estimula la producción de enzimas digestivas.

- La **canela** es una especia caliente y dulce que tonifica la digestión y regula el azúcar en sangre. Resulta muy útil si tenemos mucho gusto por el dulce, ya que nos saciará emocionalmente y nos ayudará a la vez a controlar la glucosa.

- El **cilantro** es de sabor amargo y naturaleza fresca. Se utiliza comúnmente como un digestivo natural en la medicina tradicional. Se cree que el cilantro puede estimular la producción de enzimas digestivas y aumentar la secreción de ácidos gástricos, lo que ayuda a mejorar la digestión de los alimentos. Además, alivia la inflamación en el tracto digestivo y los síntomas de la indigestión, la flatulencia y los espasmos abdominales.

- El **laurel** es una hierba aromática de sabor picante y naturaleza cálida utilizada en la cocina para agregar sabor y aroma a los platos. Se cree que el laurel tiene efectos antiinflamatorios en el tracto digestivo y que alivia los síntomas de la indigestión, la acidez estomacal y la flatulencia. Además, tiene propiedades antibacterianas que pueden ayudar a prevenir infecciones gastrointestinales.

- El **tomillo** es una hierba aromática de sabor picante y naturaleza cálida que tiene efectos antiespasmódicos y antiinflamatorios en el tracto digestivo, lo que puede aliviar los síntomas de la indigestión y la flatulencia. Además, estimula la producción de bilis, lo que mejora la digestión de las grasas.

- El **romero** es una hierba aromática de sabor amargo y naturaleza cálida que mejora la digestión de los alimentos al estimular la producción de bilis y aumentar la actividad de las enzimas digestivas. En el tracto digestivo, también tiene efectos antiinflamatorios, lo que puede aliviar los síntomas de la indigestión y la flatulencia.

- La **albahaca** es una hierba aromática con un sabor dulce y ligeramente picante, de naturaleza tibia. Contiene compuestos que pueden estimular la producción de enzimas digestivas y reducir los síntomas de la indigestión. También tiene propiedades anti-bacterianas y antifúngicas que ayudan a combatir las infecciones intestinales.

- El **ajo** es una planta de sabor picante y naturaleza caliente que se utiliza en muchas cocinas del mundo. Contiene compuestos que estimulan la producción de enzimas digestivas y reducen los síntomas de la indigestión. También tiene propiedades antibacterianas que pueden combatir las infecciones intestinales. Suele sentar mal a las personas que tienen problemas con los compuestos azufrados y el hígado, comprometido en algunas de las fases de la detoxificación. Estaría contraindicado tomarlo crudo en gastritis.

En cuanto a su uso terapéutico, cada una de estas hierbas puede ser utilizada en diferentes preparaciones culinarias, por ejemplo, en tés, infusiones, sopas, guisos… Además de las especias, tenemos condimentos como el limón, los vinagres, la ciruela *umeboshi*, el *tamari* o el *miso*, que son grandes aliados digestivos.

- **El limón** es un maravilloso condimento para añadir a ensaladas, verduras, legumbres, pescados, frutas, etc., por sus múltiples propiedades. A nivel digestivo activa el ácido clorhídrico y estimula la producción de bilis, ayudando a que podamos digerir mejor cualquier alimento rico en grasas. El ácido cítrico que contiene, junto con otros ácidos orgánicos, hace que, cuando se aplica jugo de limón a las fibras de los vegetales, se descompongan los enlaces que mantienen juntas las fibras de la planta, lo que las suaviza y facilita su digestión. Además, el ácido cítrico tiene un efecto conservante que ayuda a prevenir el crecimiento de bacterias y otros microorganismos en los alimentos crudos. Esto es particularmente útil en el caso de las ensaladas y otras preparaciones de vegetales crudos, ya que puede prolongar su vida útil y reducir el riesgo de enfermedades transmitidas por alimentos. Otro beneficio del jugo de limón es que puede ayudar a mantener el color y la textura de los vegetales frescos: la vitamina C que contiene actúa como antioxidante, protegiendo las fibras y otros componentes de los vegetales de la oxidación y el deterioro. En el caso de los productos animales, sus ácidos son de gran ayuda para desnaturalizar las proteínas de pescados y carnes, una combinación ideal para hacerlas más digestivas si se quieren comer crudas en ceviches o maceraciones. Como podemos ver, elaborar vinagretas con limón para aderezar cualquier alimento es una estrategia altamente vitalizante tanto para nuestra digestión como para preservar las características energéticas de los alimentos.

■ **El vinagre de manzana no pasteurizado** es otro condimento maravilloso que nos puede ayudar mucho en el proceso digestivo. Tanto este como el vinagre de ciruela *umeboshi* son los más terapéuticos a nivel digestivo. El vinagre de manzana no pasteurizado contiene enzimas y ácido acético, que ayuda a mejorar la digestión al estimular la producción de ácido clorhídrico en el estómago. Recordemos que este ácido que tanto estamos citando es esencial para la descomposición adecuada de los alimentos y la absorción de nutrientes en el intestino delgado. El ácido acético presente en el vinagre también puede mejorar la digestión de carbohidratos y reducir el aumento de azúcar en la sangre después de las comidas. Además, se trata de un tipo vinagre rico en bacterias beneficiosas, que pueden ayudar a equilibrar la microbiota intestinal, clave también para tener una buena salud digestiva. Al igual que el limón, el vinagre desnaturaliza las proteínas y ablanda las fibras de los vegetales, por lo que resulta una estrategia culinaria maravillosa para macerar o aderezar cualquier alimento que queramos hacer más digestivo.

Así pues, hacer vinagretas con vinagre de manzana
o tomar una cucharada disuelta en medio vaso
de agua antes de empezar a comer puede ayudarte
a tener un proceso digestivo más placentero.

■ **La pasta de ciruela *umeboshi* y el vinagre de *umeboshi*** son productos derivados de la ciruela *ume*, una variedad originaria de Asia. Estos alimentos son muy valorados en la medicina tradicional oriental por sus propiedades digestivas y otros beneficios para la salud. La ciruela *umeboshi* es el resultado de una fruta fermentada con sal y hojas de *shiso* durante varios meses. Durante el proceso de fermentación, se generan enzimas y ácidos orgánicos que le aportan propiedades alcalinizantes, antioxidantes, antiinflamatorias y digestivas. El ácido cítrico, el ácido málico y el ácido succínico presentes en la ciruela *umeboshi* son excelentes para neutralizar el exceso de ácido estomacal y mejorar la digestión. Por su parte, el vinagre de *umeboshi* se obtiene de la fermentación del jugo de las ciruelas *umeboshi* con agua y sal. Es un vinagre rico en aminoácidos, ácidos orgánicos y minerales como el hierro, el calcio y el magnesio. Tiene un sabor ácido y salado con las mismas propiedades digestivas que la ciruela. Ambos mejoran la digestión y previenen problemas como la acidez estomacal y el reflujo gastroesofágico. Además, su contenido en ácidos orgánicos ayuda a equilibrar el pH del cuerpo y a mantener una flora intestinal saludable. La ciruela *umeboshi* normalmente se toma en preparaciones terapéuticas, como el conocido *kuzu* con *umeboshi*, o bien masticada sola antes de iniciar las comidas. Al ser un ácido, no debemos dejar que esté mucho rato en la boca; si esto sucede, podría dañar el esmalte dental, por lo que es mejor enjuagar la boca con agua después de haberla consumido. Podemos usar unas gotas de vinagre de *umeboshi* para macerar verduras o para elaborar ricos condimentos digestivos.

■ **El *miso* y el *tamari*** son alimentos tradicionales japoneses derivados originariamente de la soya fermentada, que ofrecen diversos beneficios para la salud digestiva. Actualmente, tenemos muchas variedades de *misos* y como característica común de todos ellos podemos decir que es una pasta fermentada hecha a partir de legumbres o cereales con agua y sal marina. El proceso de fermentación produce enzimas digestivas beneficiosas, así como probióticos que equilibran la flora intestinal y mejoran la digestión de los alimentos. El *miso* también es rico en ácido láctico, que ayuda a mantener un ambiente ácido en el estómago y a descomponer los alimentos de manera más eficiente. El *tamari* original es una salsa de soya fermentada y sin trigo. A diferencia de la salsa de soya regular, el *tamari* se produce únicamente con soya y sal, lo que lo hace más adecuado para las personas con intolerancia al gluten. Al igual que el *miso*, el *tamari* es rico en enzimas digestivas y probióticos, lo que refuerza la salud digestiva. Ambos alimentos también son ricos en aminoácidos, incluyendo el glutamato, que tiene un sabor *umami* que mejora el sabor de los platos y estimula la digestión. Estos condimentos deben activarse con calor para que despierten todas sus propiedades. Además, para que contengan probióticos de calidad no pueden estar pasteurizados. Ojo con esto, porque en el mercado la mayor parte de *misos* son pasteurizados.

De los *misos* que puedes encontrar elaborados con soya hay algunos que se mezclan con otros cereales para que sean más suaves de sabor: el *mugi miso* (soya y cebada); el *genmai miso* (arroz integral y soya); el *kome miso* (arroz blanco y soya); el *hatcho miso* (cien por ciento soya); y el *miso* blanco o *shiro miso* (fermentación muy corta, de meses, puede ser de cualquiera de los anteriores). Actualmente, también existen *misos* de excelente calidad de arroz o de garbanzos para aquellas personas que quieran prescindir de la soya.

La pasta de *miso* se puede añadir a cualquier sopa o estofado de legumbres, verduras, etc. Para ello solo debes tomar la cantidad de una cucharada de postre por persona y diluirla en agua o caldo caliente a menos de cien grados. Una vez diluida, se añade a estas cocciones. Si lo que quieres es hacer una salsa o aderezo, el proceso es el mismo: lo diluyes en un poco de agua bastante caliente y después lo mezclas con el resto de los ingredientes. Importante: no puede hervir (si no, perdemos sus microorganismos). El *tamari* o salsa de soya se puede añadir directamente al alimento o hacer una vinagreta con él.

- **El *kuzu*** —también llamado *kudzu*— es de naturaleza neutra y sabor dulce y se considera el alimento rey en la nutrición energética para estabilizar el sistema digestivo. Procede de la raíz de una planta llamada *Pueraria lobata*, cuyas raíces crecen a una profundidad increíble y cuya fuerza energética es muy poderosa (puede incluso crecer a través de las rocas). A nivel bioquímico es un almidón procedente de la familia de las leguminosas que funciona a modo de prebiótico en el organismo.

De entre sus maravillosas propiedades destacan que:

- Regula la digestión y la acidez estomacal, haciéndola más fácil y asimilable.
- Es un almidón de muy fácil digestión y que contiene mucho contenido nutricional, por lo que resulta ideal para personas que comen poco, que están debilitadas o que tienen poco peso.
- Alivia el cansancio e incrementa la vitalidad por su gran cantidad de minerales, vitaminas y antioxidantes.
- Regula los problemas de intestinos: diarrea, cólicos y estreñimiento.
- Regula el azúcar en sangre por ser un almidón resistente.
- Refuerza el organismo y los intestinos débiles.
- Es un fitoestrógeno ideal para regular estrógenos.

El *kuzu* se puede encontrar en forma de polvo o de raíz fresca y se utiliza comúnmente como espesante en la cocina asiática y como tónico medicinal para el organismo.

De entre las preparaciones medicinales más conocidas con *kuzu* están:

- ***Kuzu cha:*** se disuelve una cucharada de postre de *kuzu* en medio vaso de agua y se pone a calentar en un cazo a fuego lento sin dejar de remover hasta que se vuelve transparente. Se coloca en un vaso y se toma a pequeños sorbos.
- ***Kuzu con umeboshi:*** además de disolver el *kuzu*, se disuelve una cucharadita de pasta de *umeboshi* o una ciruela *umeboshi* a trocitos. Después, se sigue el mismo proceso que con el anterior.
- ***Kuzu con jugo de manzana:*** esta es la preparación más indicada para niños. Aquí, en vez de disolver el *kuzu* con agua, lo haríamos en jugo de manzana. Esta preparación, además de tener todas las propiedades citadas anteriormente, es altamente relajante por ser la manzana un alimento muy indicado para calmar las emociones según la MTC.

Otros alimentos que también resultan muy útiles para mantener el estómago activo y evitar estancamientos son todos aquellos ricos en fibra: los cereales integrales, las legumbres, las frutas, las semillas, los frutos secos y, sobre todo, las verduras. Mantener una dieta rica en fibra ayuda a que el sistema digestivo se mantenga saludable, evitando el estreñimiento y, por lo tanto, la toxicidad.

Aquí te dejo, además, algunos ejemplos de mezclas de condimentos para activar el fuego digestivo:

- Concentrado de líquido de manzana + vinagre de manzana sin pasteurizar + sal marina + canela + AOEV (aceite de oliva extra virgen).
- Mostaza + jugo de naranja + vinagre de *umeboshi* + AOEV.
- *Tamari* + agua + jengibre en polvo + AOEV + miel.
- Pasta de *miso* + agua + romero en polvo + jugo de limón + AOEV.

Las proporciones son un poco al gusto del consumidor, teniendo en cuenta que lo ideal es apreciar todos los sabores, por lo que será mejor no pasarnos con las especias. Estos condimentos los podemos preparar en un recipiente de cristal y mantenerlos en el refrigerador hasta cinco días. Para usarlos solo tenemos que sacudirlos energéticamente para que emulsionen bien y aderezar ensaladas o verduras con ellos.

La magia de los descansos digestivos

Venimos de un momento nutricional en el que se nos recomendaba comer hasta cinco veces al día. Actualmente, sabemos que esta no es la mejor manera de potenciar digestiones fuertes y altamente productivas para nuestro organismo.

Para tener vitalidad, la MTC recomienda no comer más de dos o tres veces al día, no cenar tarde y dejar pasar un mínimo de doce horas entre la cena y el desayuno.

El proceso digestivo tarda entre dos y seis horas en completarse, dependiendo de cada persona. Cuando la digestión y la absorción van terminando, alrededor de las tres horas, se activa lo que llamamos el complejo motor migratorio. El complejo motor migratorio (CMM) consta de una serie de contracciones rítmicas del músculo liso en el tracto gastrointestinal, que ocurre durante el periodo interdigestivo, es decir, cuando el estómago y el intestino delgado están relativamente vacíos después de la digestión y la absorción de los nutrientes. Estas contracciones son importantes para mantener el movimiento de los alimentos y los residuos a través del tracto gastrointestinal y también para prevenir el estancamiento y la acumulación de bacterias en el intestino delgado.

El CMM se activa naturalmente entre las comidas y puede durar de noventa a ciento veinte minutos, dependiendo de la persona y su dieta. Durante este tiempo, las contracciones del músculo liso empujan los restos de los alimentos y las bacterias hacia el colon, donde se acumulan en la materia fecal para su eliminación. El CMM también ayuda a estimular la producción de enzimas y jugos digestivos para la siguiente comida. Es importante destacar que la velocidad del proceso digestivo y la activación del CMM pueden variar según factores como la edad, la salud, la dieta y el estilo de vida de cada persona. Además, ciertos alimentos y bebidas pueden retrasar o acelerar el proceso digestivo y afectar la activación del CMM.

Si volvemos a ingerir algo a las dos o tres horas de haber comido, no se activa el CMM: se activa de nuevo el proceso digestivo, lo cual facilita que acumulemos alimentos no digeridos y toxinas de la anterior comida en nuestro tracto digestivo.

Comer muchas veces al día no nos va a dar más energía, sino al contrario: nos la va a quitar.

Los descansos digestivos entre comidas también son muy importantes para evitar el estreñimiento, que se produce cuando las heces se vuelven duras y secas y se mueven lentamente a través del tracto gastrointestinal. Si el complejo motor migratorio no funciona correctamente, los alimentos y los residuos pueden acumularse en el intestino, lo que provoca estreñimiento, dolor abdominal, inflamación, y otros problemas digestivos que nos roban energía. Para que estos procesos se activen correctamente, deberíamos dejar pasar entre cuatro y cinco horas entre comidas.

No hacer descansos digestivos es el segundo motivo de desvitalización en el ser humano después del cansancio crónico por exceso de trabajo.

Hacer la digestión requiere de mucha energía. Si no le damos al cuerpo el tiempo adecuado para llevar a cabo este y el resto de los procesos que derivan de ella, es más fácil que el alimento se estanque en nuestro organismo. De esta forma, sentiremos debilidad o cansancio porque no aprovechamos bien los nutrientes o porque estamos continuamente dedicando energía a su proceso de descomposición.

La última comida del día, lo que podría ser la cena, debería ser ligera, cocinada, caliente y antes de que oscurezca, dejando un mínimo de doce horas hasta el momento del desayuno.

La cronobiología y el reloj energético para alimentarte

La hora a la que comemos es tan importante como todo lo que comemos. Tenemos relojes internos que nos guían: uno muy importante es el ciclo de luz y oscuridad ligado con vigilia-sueño y alimentación-ayuno. La ciencia de la cronobiología nos dice que tenemos dos tipos de relojes: un reloj central en el hipotálamo, situado en el núcleo supraquiasmático, y relojes periféricos en los distintos órganos del cuerpo, por ejemplo, a lo largo de todo nuestro sistema digestivo. Para sincronizar estos órganos usamos diferentes estímulos, como la luz del sol. La luz se capta a través de los ojos y, dependiendo de su intensidad y a través del núcleo supraquiasmático, regula los ritmos circadianos del cuerpo, haciéndole entender si es de día o de noche.

Uno de los grandes problemas actuales de nuestra sociedad moderna es que nuestros ojos no captan luz solar. Vivimos inmersos entre luces artificiales y esto desordena y enferma nuestro cuerpo, que no sabe cuándo es de día o cuándo de noche. Desgraciadamente, sabemos por varios estudios que unos pocos días de desajuste cronológico ya afectan al control de la glucemia o la resistencia a la insulina, haciendo que no nos sintamos nunca satisfechos o energéticos después de haber comido, ya que no podemos usar correctamente la glucosa como moneda energética en nuestro organismo.

La hora a la que comemos influye también mucho en nuestra vitalidad y en nuestro estado de ánimo: estamos diseñados para comer de día. El gasto termogénico del cuerpo es mejor de día, la sensibilidad a la insulina es mejor de día y la saciedad que produce la comida es mayor durante el día. Sabemos que las personas que toman las mismas kilocalorías, pero consumen la mayor parte de estas durante la noche, ganan más grasa y digieren peor los alimentos que las que lo hacen de día. Cuando oscurece, se empieza a elevar la melatonina, la digestión se ralentiza y hay peor sensibilidad a la insulina.

También es muy importante seguir ritmos regulares de alimentación, adecuados a nuestro desgaste de actividad. El cuerpo se acostumbra a tener alimento a unas horas determinadas y a llevar unos ritmos: si los desajustamos mucho, esto nos produce un gran desgaste de energía. ¿Recuerdas que vimos que a nivel energético los órganos siguen un horario? Comer cuando los órganos implicados en la digestión están más activos supone una mayor eficiencia digestiva y, por ende, una mayor ganancia energética para el organismo.

El arte sagrado de cocinar para sanar

Antes de hablar de cocina energética debemos hablar de cocina, del arte de cocinar. Sabemos por antropólogos de la talla de Richard Wrangham que el fuego nos hizo humanos y provocó que ganáramos energía y vitalidad. En el momento en que empezamos a cocinar los alimentos, pudimos dejar de invertir tanta energía en el proceso digestivo y órganos como nuestro cerebro aumentaron. De hecho, el cocinado mejoró tanto la eficiencia con que digeríamos y absorbíamos el alimento que ello tuvo profundas consecuencias evolutivas. Una misma cantidad de producto cocinado produce mucha más energía y nutrientes que si se ingiere crudo. Eso ocurre porque, cuando se cocina, moléculas de gran tamaño como proteínas o carbohidratos ven alterada su estructura y se hacen más fácilmente accesibles a la acción digestiva. Como consecuencia, necesitábamos menos cantidad de alimento para vivir, por lo que dedicamos menos tiempo a conseguirlo, masticarlo y digerirlo. El resultado fue que el sistema digestivo redujo mucho su tamaño y que, por lo tanto, dispusiéramos de mucha más energía con la que nutrir al encéfalo, que pudo, así, aumentar su tamaño hasta el impresionante volumen que tiene en la actualidad.

Cocinar, pues, es una inversión altamente rentable en energía y vitalidad.

Desde no hace tanto tiempo, cocinar era una de las mejores maneras de combatir una enfermedad. Todos recordamos los caldos reconfortantes de pollo que nos hacían las abuelas cuando hacía frío, las sopas de tomillo para los dolores de abdomen, las sopas de cebolla y ajo para tratar o prevenir los resfriados… Toda curación se apoyaba con platos medicinales que, además de cantidad de alimentos curativos, llevaban una buena dosis de amor en su preparación.

Cocinar con amor alimenta el alma.

No hay nada más satisfactorio que un buen alimento estratégicamente cocinado por una persona que nos quiere. Yo siempre digo en mis cursos de «Cocina y nutrición energética» que debemos volver a enamorarnos del arte de cocinar.

Preparar a diario aquellos alimentos que tu cuerpo necesita de la manera que deseas se puede convertir en una manualidad antiestrés que te aporte medicina de mantenimiento.

Debemos dejar de pensar que cocinar es perder el tiempo. Nada más alejado de la realidad. No hay tiempo mejor invertido que preparar la gasolina que necesitas a diario de manera sana, simple y deliciosa. Te guste o no, debes alimentarte al menos dos veces al día durante toda tu vida. Imagina que, además de elegir aquello que te conviene, disfrutas preparándolo como te gusta consumirlo. Te aseguro que es posible. Cocinar es una habilidad como otra cualquiera: se aprende. Cuando antes empieces, antes tendrás tu mejor medicina en casa.

La cocina energética es altamente terapéutica: es una técnica de cocción de alimentos basada en la medicina tradicional china, que, además, se utiliza para mejorar la salud y el bienestar. Según la MTC, cada alimento tiene una energía específica que puede afectar a la salud de nuestro cuerpo. Por lo tanto, la cocina energética se centra en la preparación de los alimentos de una manera que preserve y mejore su energía natural.

Como en nutrición energética nos basamos en el dualismo yin/yang, las principales cocciones utilizadas siguen una escala de graduación que va desde la más yin (refrescante, hidratante y activadora) a la más yang (calorífica, secante y reforzadora).

Germinado

Aunque no es propiamente una cocción, es fruto de una preparación: se trata de la activación de una semilla que, a través del contacto con la humedad y el oxígeno, libera sus antinutrientes y aumenta sus nutrientes. Como todo lo crudo, tiene energía de enfriamiento, pero, a la vez, su energía es de frescura y de apertura, por lo que aligera el cuerpo. Se recomienda comer germinados durante el desayuno o la comida del mediodía y mejor en estaciones calurosas, como la primavera y el verano. Aunque, como el germinado es el crudo que mejor se tolera si hay debilidad digestiva, puede consumirse todo el año y lo pueden disfrutar todas las constituciones energéticas. Excepcionalmente, por muy saludables que sean, no se recomienda consumir germinados si la persona tiene mucho frío interno o está muy debilitada. Delante de estas situaciones, primero debemos arreglar la condición antes de ofrecer ciertos alimentos.

Las semillas más digeribles y fáciles de comer germinadas son alfalfa, brócoli, rabanitos, cebolla, arúgula, berros y cualquier otra verdura. Las siguientes serían las semillas oleaginosas, como las de girasol o calabaza, que debemos comprar en sitios específicos indicando que son para germinar (las que encontramos en las tiendas no germinan). Sin embargo, la nutrición energética no recomienda comer crudas las semillas de legumbres porque son muy difíciles de digerir y, sin un buen cocinado, no eliminamos la totalidad de sus antinutrientes.

Macerado

La maceración es una técnica culinaria que sirve para reblandecer alimentos y hacerlos más digeribles. En la maceración usamos minerales, especias, agua, aceites y otros líquidos que ayudan a predigerir el alimento y a que se acelere su descomposición. Si el alimento continúa estando crudo, la energía que obtendremos con la maceración será también la de enfriamiento. Por lo tanto, esta técnica energética se recomienda de nuevo en estaciones calurosas y al mediodía. Es una manera ideal de comer proteínas para personas con mucho calor interno, sofocos o metabolismos hiperfuncionantes.

Podemos macerar verduras, cereales, legumbres, carnes y pescados.

Se recomienda macerar los cereales y las legumbres una vez cocinados para ayudar a mejorar aún más la asimilación de sus nutrientes. Por ejemplo, podemos macerar unas hojuelas de avena en canela y bebida de avena para que se reblandezcan más y se asimilen mejor o podemos macerar unos garbanzos ya cocinados en limón, cilantro y vinagre de *umeboshi* para que sus fibras se reblandezcan aún más y se activen mejor los jugos gástricos necesarios para digerirlos.

Las verduras se maceran en crudo y muchas de ellas se pueden comer tal cual después de dicho proceso. A veces solo añadiendo sal o un condimento salado, como el vinagre de *umeboshi* o el *tamari*, ya es suficiente para que las digiramos mejor y nos sienten de maravilla. Por su parte, el tofu se macera en crudo. Dependiendo del tiempo de maceración (más de veinticuatro horas), se puede comer sin cocinar *a posteriori* si tienes un buen sistema digestivo, aunque lo ideal es cocinarlo tras la maceración. Un ejemplo sería el tofu macerado en *miso* durante veinticuatro horas: su larga exposición a este fermento salado lo hace muy digestivo y apto para comer si gozas de vitalidad digestiva.

Por último, las carnes y los pescados se pueden comer sin cocinar después de un buen macerado con limón, vinagres y condimentos salados, que ayudarán a desnaturalizar sus proteínas o, lo que es lo mismo, hacerlas más digestivas. Recuerda siempre congelar los pescados para evitar el anisakis (mínimo siete días en congelador a -20 °C). Si tu sistema digestivo es débil, olvídate de hacer esto porque te va a costar digerir estos alimentos y vas a gastar mucha energía haciendo la digestión.

Prensado

Es una técnica culinaria que se utiliza sobre todo en las verduras. El objetivo es que las verduras a las que les añadimos algún condimento saquen su agua interior y sean menos yin para nuestro organismo (o sea, que no nos enfríen tanto). Además, el hecho de incluir algún condimento, como puede ser la sal, hace que se precocinen ligeramente, favoreciendo su digestión. El prensado de verduras es normalmente de poco tiempo (desde cinco a veinte minutos). Normalmente, prensaremos aquellas verduras que nos podríamos comer totalmente crudas, así favorecemos su digestión y no perdemos sus nutrientes. Algunos ejemplos serían los rabanitos, la zanahoria, el betabel, el pepino, la cebolla o los jitomates.

Fermentado

La fermentación ha sido desde la Antigüedad una técnica de conservación de los alimentos. Todo se puede fermentar: carnes, pescados, cereales, legumbres, vegetales... Con la fermentación logramos la predigestión de los nutrientes y también que aumenten vitaminas como la C. Asimismo, es muy buena para la regeneración intestinal, ya que con ella elaboramos probióticos naturales. A nivel energético, los fermentados de verduras, sobre todo el de col, ayudan mucho a descongestionar y relajar el hígado. El chucrut o fermentado de col se recomienda comerlo en muy poca cantidad mezclado con otras verduras cocinadas y al mediodía. Aunque está indicado para todo tipo de constituciones, tiene una energía fresca e hidratante.

En nuestra cultura, los alimentos más fáciles de encontrar fermentados o de hacer en casa son las verduras. Hay dos maneras de activar la fermentación en las verduras:

1. Corta las verduras, añádeles sal y masajéalas hasta que saquen bastante líquido. Entonces, ponlas a fermentar dentro de un recipiente de cristal a temperatura ambiente en su propio líquido durante varias semanas, teniendo muy presente que estén completamente sumergidas en su líquido. Para ello puedes necesitar un peso de fermentación. Dependiendo de la temperatura exterior (ideal 26 grados), necesitarás entre una o dos semanas.

Una vez fermentado, lo guardas en el refrigerador y lo vas consumiendo en un mes.

2. Elabora una salmuera con agua y sal y sumerge trozos de verduras dentro. Tapa en recipientes de cristal y deja fermentar a temperatura ambiente durante varias semanas.

Escaldado

Esta es la primera cocción ligera de un alimento donde interviene el fuego. Normalmente escaldamos en agua o caldo. El tiempo de sumergido siempre es de unos segundos, ya que lo que pretendemos con esta técnica es calentar el alimento, pero perder el mínimo de nutrientes. Esta cocción es activante y continúa siendo ligeramente fresca. Los escaldados pueden ser muy útiles para constituciones débiles a las que queremos aportar muchas enzimas, parecido a lo que conseguimos si el alimento está crudo, pero sin debilitar el fuego digestivo. Algunos alimentos fáciles de escaldar son rabanillos, espinacas, hojas de lechuga, zanahorias...

Hervido

Para hacer un hervido de calidad necesitamos abundante líquido. Si queremos preservar el máximo de nutrientes, herviremos las verduras poco tiempo y las cortaremos en trozos grandes. Lo que queremos con el hervor es reblandecer sus fibras para conseguir que sean más digestivas, pero perdiendo el mínimo de nutrientes. Recuerda que para optimizar los nutrientes de las verduras lo ideal es llevar a hervir abundante agua salada y echar la verdura cuando se produzca la ebullición. Esta cocción es neutra: equilibra la verdura, pero a la vez es activante. Se trata de una cocción ideal para realizar al mediodía, ya que ayuda a la activación mental para continuar con las tareas diarias después del almuerzo.

Salteado corto o al wok

Para esta técnica culinaria, lo ideal es cortar los alimentos muy finos porque lo que queremos es cocinarlos a fuego fuerte durante poco tiempo. Lo que se consigue es un sellado del alimento que preserva mucho las vitaminas a la vez que reblandece los tejidos. Esta cocción es muy vitalizante y adecuada sobre todo para el mediodía, ya que nutre, pero incita a la actividad.

Al vapor

El vapor cocina los alimentos conservando el máximo de sus nutrientes, debido a que el alimento no tiene contacto ni con el aire ni con el agua directamente. Esta cocción es muy relajante e indicada especialmente para la noche o para aquellas personas que sufren de ansiedad o estrés sostenido. Las verduras al vapor suelen necesitar entre cinco y diez minutos de cocción, dependiendo del tamaño en que las cortemos.

A la plancha

La plancha es otra cocción activante: al colocar el alimento directamente encima de la sartén o parrilla, al fuego, la activación es más caliente y más reforzante. El corte ideal para verduras a la plancha es fino para que podamos sellar bien los jugos de las verduras en poco tiempo de exposición al fuego. Esta cocción ya estaría dentro de las que denominamos yang, aunque está indicada para todas las constituciones. Si sufrimos de sofocos nocturnos o dificultades para relajarnos por la noche, es mejor que no usemos esta cocción en la cena. Alimentos que quedan muy bien a la plancha son los espárragos o las setas.

Frito

Es la última cocción activante que tenemos. El frito conserva mucho más el calor dentro de su interior que la plancha o el vapor, con lo cual es un activante muy reforzante y calorífico. El frito satisface mucho emocionalmente, ya que la textura crujiente siempre es muy liberadora de tensión interna (al forzarnos a masticar, liberamos tensión a través de los dientes). A la vez, el aceite, la grasa, es muy valorada por nuestro cerebro, que la asocia a energía. Esta cocción es más adecuada para constituciones yin, aunque las constituciones yang también la pueden usar siempre que vaya acompañada de una abundante ensalada cruda o macerada que lo equilibre. Al igual que la plancha, no se considera muy adecuada para la cena a no ser que cenemos muy pronto.

Estofado

Es una cocción más larga y reforzante que utilizamos, sobre todo, para recargar energía en meses fríos o para nutrir a personas debilitadas o con constituciones muy débiles. El corte adecuado es grande porque, si no, se nos deshará la comida. Normalmente, estofamos con agua, caldo o una combinación de agua y aceite, y a fuego medio-bajo. El tiempo de estofado depende mucho del alimento; por ejemplo, las verduras necesitan entre veinte y cuarenta minutos; un pescado, unos veinte minutos; y una carne, entre cuarenta y cinco minutos y varias horas. El estofado a nivel energético nutre y calienta interiormente. También ayuda a centrarnos y a interiorizar nuestra energía.

Estofado largo sin agua

Es una cocción muy parecida al estofado, pero se elabora sin agua. Está pensado para cocinar verduras, las cuales se cocinan con el propio jugo que van soltando. En esta cocción, primero salteamos las verduras con un poco de aceite a fuego medio y después tapamos y ponemos el fuego al mínimo para que se cocinen alrededor de unos treinta o cuarenta minutos mientras lo removemos de vez en cuando para que no se pegue. Conseguimos una cocción muy reforzante, que calienta mucho el organismo, que nos centra y que saca el dulzor natural de las verduras, proporcionando mucha satisfacción y bienestar. Se trata de una cocción ideal para nutrir el bazo y todo el sistema digestivo y para personas muy enganchadas al sabor dulce. Las verduras más adecuadas para esta cocción son la zanahoria, la calabaza, la cebolla, la chirivía o el betabel.

Papillote al horno

Es una cocción maravillosa para realizar con verduras, pescados o carnes y no perder sus jugos y nutrientes. Aporta mucho confort digestivo, así como calor interno. Ideal para las estaciones frías, para personas yin y para las cenas. Recuerda realizar estas papillotes con papel de horno sin tóxicos y nunca papel aluminio.

A presión

Se trata de una cocción que proporciona mucha energía interna, que refuerza y que concentra el dulzor del alimento. Dependiendo de lo que cocinemos a presión, necesitaremos más o menos tiempo. Este cocinado está indicado sobre todo para personas yin, para personas debilitadas o para los meses más fríos del año. Se recomienda sobre todo para legumbres, para cereales en grano duros o para elaborar caldos de huesos o verduras.

Al horno

Cocción que concentra los alimentos, pero los seca. Esta elaboración culinaria es ideal para reforzar el organismo y ayudarlo a secarse o a eliminar edema; también calienta mucho y potencia el dulce interior de las verduras. Ojo: la elaboración en papillote al horno, que es jugosa, no tendría este efecto de secar el organismo. Esta técnica es ideal en edema corporal, exceso de frío interno y debilidad.

A la barbacoa

Es el estilo de cocción más yang que tenemos, ya que el alimento toca el fuego directamente y, encima, se trata de un fuego natural. Esta cocción tensa mucho al eliminar totalmente el yin del alimento; por ello, no se recomienda usar muy a menudo. Es la menos indicada para el verano, aunque es la que más se suele usar cuando hace buen tiempo porque podemos preparar los alimentos al aire libre. Cuando la usemos, debemos complementar el menú con alimentos o preparaciones ricas en hidratación —abundantes ensaladas y fruta fresca— para compensar esta energía tan secante y contractiva, que va a empeorar las constituciones muy yang.

Cada una de estas cocciones tiene unos usos terapéuticos que a nivel general sirven para:

- Mejorar la digestión, reducir la inflamación y la incomodidad estomacal.
- Reforzar el sistema inmunológico al preservar y mejorar los nutrientes y energía natural del alimento.
- Equilibrar la energía o vitalidad del cuerpo. La cocina energética equilibra el *chi*, lo que puede mejorar la salud en general y prevenir enfermedades.

La densidad nutricional y los superalimentos

La densidad nutricional se refiere a la cantidad de nutrientes esenciales, como vitaminas, minerales y antioxidantes, que se encuentran en una determinada cantidad de alimentos. Es decir, cuanto mayor sea la cantidad de nutrientes por porción de alimento, mayor será su densidad nutricional. La elección de nuestros menús de alimentos con una alta densidad nutricional es esencial para tener vitalidad.

Algunos alimentos que tienen una alta densidad nutricional son:

- Las verduras de hoja verde, como la espinaca, la col rizada, la acelga o la arúgula.
- Los geminados de verduras.
- Las algas.
- Las frutas frescas rojas o moradas como los frutos rojos, las uvas o la granada.
- Los frutos secos, las semillas, el aguacate y el aceite de oliva.
- Las legumbres.
- Pescado, especialmente los grasos ricos en omega-3 como la macarela, el salmonete, el jurel, la sardina, la anchoa o el boquerón.
- Los huevos.
- La carne de pasto y cultivo ecológico.
- Las vísceras (sin embargo, yo no las recomiendo, aunque sean ecológicas, por la gran carga tóxica que filtran).

En los últimos años, se ha hablado mucho sobre los llamados «superalimentos», o alimentos con poder vitalizante, debido a sus propiedades nutricionales y beneficios para la salud. Estos productos tienen una alta densidad de nutrientes, antioxidantes y compuestos antiinflamatorios que ayudan a prevenir enfermedades crónicas, a mejorar la función cerebral y a aumentar la energía. Estos superalimentos los podemos tener en cuenta siempre y cuando los usemos en su formato natural y no en polvo, comprimidos u otros procesados de la industria alimentaria.

El cuerpo —o, mejor dicho, nuestro sistema digestivo— debe sentir que come alimentos, que come sustancias naturales. El grado de satisfacción mental o emocional no es el mismo si te tomas un licuado de espinacas en polvo con frambuesas liofilizadas más proteína de chícharos en polvo, más pepitas de calabaza en polvo que si te comes unos chícharos naturales salteados con cebollita y acompañados de una ensalada de hojas de espinacas con frambuesas y pepitas de calabaza.

Nada es más vitalizante ni placentero que comer alimentos reales.

Los poderes enzimáticos de los alimentos crudos y cómo consumirlos para que nos sienten bien

Según la medicina china, consumir alimentos crudos en exceso puede debilitar el bazo y el estómago, lo que puede conducir a problemas digestivos como diarrea, inflamación y fatiga. La razón detrás de esto es que los alimentos crudos son más difíciles de digerir para el cuerpo que los alimentos cocidos, lo que puede añadirle una mayor carga al sistema digestivo. Sin embargo, la medicina tradicional china también reconoce que los alimentos crudos tienen beneficios nutricionales, especialmente porque conservan enzimas y nutrientes que pueden perderse durante la cocción. Por lo tanto, es importante encontrar un equilibrio entre el consumo de alimentos crudos y cocidos para asegurar una buena salud digestiva.

Las enzimas son proteínas que ayudan a descomponer los alimentos en nutrientes más pequeños y fáciles de digerir. Se encuentran naturalmente en los alimentos crudos y, por lo tanto, consumir vegetales crudos puede ser beneficioso para la salud digestiva. La papaína en la papaya, la bromelina en la piña y la amilasa en los germinados son solo algunas de las enzimas presentes en los alimentos crudos que pueden mejorar la digestión y la absorción de nutrientes.

Pero, tal y como decimos en nutrición energética, la clave es cómo te sienta a ti el alimento, no solo las propiedades que posee.

Las constituciones más yin tendrán más problemas para consumir alimentos crudos; pero, como es muy importante tomar una pequeña cantidad de ellos a diario, vamos a ver qué cosas podemos hacer para volverlos más digestivos o cuáles son los que podemos empezar a consumir con menor riesgo.

Consejos para hacer más digestivos los vegetales crudos

- Lava y desinfecta bien los vegetales crudos, ya que estos pueden contener bacterias y otros microorganismos que afectan a tu sistema digestivo.
- Mastica bien los vegetales, ensalivándolos un rato en tu boca.
- Empieza comiéndolos en pequeñas cantidades en el desayuno o comida del mediodía (nunca por la noche).
- Los germinados de verduras y las hojas verdes amargas —como la arúgula, las espinacas o los berros— son los que mejor se digieren para empezar.
- Combina diferentes tipos de vegetales crudos con cocinados: así obtendrás una variedad de nutrientes y enzimas digestivas que pueden mejorar tu digestión.
- Utiliza aderezos que activen el fuego digestivo (revisa el apartado «Los condimentos que vitalizan la digestión», en la pág. 146).
- Usa técnicas culinarias en crudo, como el macerado o el prensado de verduras. Con ellas se pierden muy pocas vitaminas y se gana mucha digestibilidad.

Recuerda siempre adaptar los beneficios bioquímicos de los alimentos a tu capacidad digestiva. Por mucho tesoro nutricional que contenga un alimento, si no lo puedes absorber, no te va a nutrir.

El poder de los alimentos cultivados al sol

El cultivo de alimentos al sol es una técnica de agricultura que se ha utilizado durante miles de años. Esta práctica implica cultivar alimentos al aire libre, en contacto directo con la luz solar, en lugar de hacerlo en invernaderos o bajo condiciones artificiales. Esta técnica natural y milenaria tiene una serie de ventajas nutricionales y para la salud:

- **Mayor contenido de nutrientes:** los alimentos cultivados al sol tienen un mayor contenido de vitaminas, minerales y antioxidantes que los alimentos de invernaderos.

- **Mejora de la calidad del sabor:** los alimentos cultivados al sol tienen un sabor más intenso y sabroso debido a la presencia de nutrientes y compuestos beneficiosos que mejoran su calidad nutricional y su sabor. En cambio, los alimentos de invernaderos pueden tener un sabor menos pronunciado debido a la falta de exposición al sol.
- **Mayor contenido de nitratos:** los alimentos cultivados al sol tienen un mayor contenido de nitratos, que son compuestos que se producen de forma natural en las plantas cuando están expuestas a la luz solar. Ayudan a mejorar la salud cardiovascular y la función cognitiva, es decir, la circulación sanguínea y la memoria.
- **Mayor vitalidad:** el sol es el mayor vitalizante natural que tenemos. Los alimentos que se han cultivado y madurado al sol son más ricos en energía que los cultivado en invernadero. Por ello, siempre que podamos debemos comprar a los agricultores, en mercados locales. Además, debemos priorizar los productos de temporada, ya que tienen muchas más garantías de haber sido cultivados siguiendo el ritmo de la naturaleza y al sol.

Los carbohidratos complejos y el almidón resistente

En los inicios de la nutrición energética se dio mucha importancia al alto consumo de carbohidratos, sobre todo los que procedían de los cereales y de las legumbres. Los platos que se prescribían terapéuticamente contenían un mínimo del 50% de estos alimentos. Actualmente, sabemos que todo se debe adaptar no solo a la constitución de la persona, sino también al momento actual de nuestra sociedad occidental.

Los carbohidratos proporcionan energía rápida y estable de forma inmediata durante mucho tiempo, por lo que son muy útiles si debemos movernos. ¿Pero tiene sentido consumir grandes cantidades de carbohidratos ricos en glucosa en una sociedad que casi no se mueve? La repuesta es clara: no. La nutrición energética que te propongo en este libro también ha adaptado esto, aceptando que, aunque los carbohidratos son una fuente importante de energía para el cuerpo humano, debemos ingerir la cantidad que necesitemos, de la forma que más nos convenga y en el momento del día adecuado.

Debemos ingerir la cantidad de carbohidratos que necesitemos, de la forma que más nos convenga y en el momento del día adecuado.

Hay dos tipos de carbohidratos: los carbohidratos simples y los carbohidratos complejos. Los complejos están formados por largas cadenas de moléculas de glucosa que se descomponen lentamente en el cuerpo y que proporcionan energía de manera sostenida. Entre los alimentos que contienen carbohidratos complejos se encuentran las verduras, los cereales, las legumbres y algunas frutas. Como te puedes imaginar, el carbohidrato que más le interesa a nuestra sociedad actual es el que proviene de las verduras porque, además de poseer glucosa estable, contiene mucha fibra y muchas vitaminas altamente necesarias para tanto desgaste intelectual. ¡Esto no quiere decir que no debamos consumir cereales integrales, tubérculos y legumbres! Simplemente, no en la cantidad que se presuponía que teníamos que consumirlos en los inicios de la nutrición energética.

El almidón resistente nos interesa especialmente porque es un tipo de carbohidrato complejo que no se digiere completamente en el intestino delgado, sino que llega al colon, donde es fermentado por las bacterias beneficiosas de la microbiota. Este proceso de fermentación produce ácidos grasos de cadena corta (AGCC), los cuales son beneficiosos para la salud intestinal y nos proporcionan energía extra. Por ejemplo, un AGCC es el butirato, que sirve de moneda energética para tener más vitalidad. Los carbohidratos complejos convertidos en almidón resistente son tesoros nutricionales muy valiosos para nuestro organismo porque evitan que tengamos picos de glucosa y mantienen nuestra energía estable. Aunque ahora está muy de moda hablar de esta sustancia, realmente se trata de algo que ha existido toda la vida: la comida se cocinaba y se dejaba reposar porque era sabido que, además de estar más rica, sentaba mucho mejor a nivel digestivo. Hace menos de setenta años, las comidas estaban compuestas a diario por abundantes carbohidratos complejos como legumbres, verduras, cereales y un poco de carne o pescado. Yo llamo a estos guisos tradicionales «vitalidad», ya que eran cocinados a fuego lento durante largas horas con especias o hierbas aromáticas y después se dejaban reposar. Al cocinar estos alimentos y luego dejarlos enfriar en el refrigerador unas horas, el almidón se convierte en una forma más resistente a la digestión y se puede considerar una fuente importante de energía en la dieta. Después lo puedes calentar sin problemas, siempre que la temperatura no exceda los 120 °C.

Algunos alimentos ricos en almidón resistente son:
- Los plátanos verdes. Se pueden cocinar para reducir su contenido de almidón y hacerlos más digeribles.
- Las legumbres, como los garbanzos, las lentejas, los chícharos, las habas...
- Los cereales integrales, como el arroz integral, la quinoa y la avena.
- Las papas, al igual que otros tubérculos como el camote, la yuca...

Cocinar y dejar reposar alimentos ricos en almidón no solo nos va a ayudar a nivel digestivo, sino que también nos va a aportar más vitalidad.

Dentro de los carbohidratos también tenemos la clasificación energética de más yin a más yang, siendo los cereales los más yang y las frutas los más yin. Si tu constitución es yin, te interesa comer en tu día a día más cantidad de verduras de raíz o redondas que frutas; por el contrario, si tu constitución es yang, te sentará mejor comer más verduras de hoja verde y más frutas que cereales o papas. No es que no puedas comer dichos grupos: es que no te conviene. Por ello, si los consumes, intenta que sea en poca cantidad y cocinados de la manera que más neutralice su energía.

DE MÁS YANG A MÁS YIN	ALIMENTOS
Cereales	Arroz, quinoa, mijo
Legumbres	Frijoles, lentejas, *azukis*, soya...
Tubérculos	Papa, yuca, camote
Verduras de raíz	Calabaza, zanahoria, betabel, nabo, apionabo, alcachofa de Jerusalén, cebolla, rabanitos
Verduras verdes redondas	Brócoli, col, romanesco, coles de Bruselas, col morada
Verduras en flor y tallos	Alcachofas, apio, espárragos, puerro, col *kale*
Verduras de hojas	Escarola, espinacas, acelgas, berros, canónigos, achicoria
Germinados	Alfalfa, cebolla, chícharos, brócoli...
Verduras en fruto	Pimientos, berenjenas, jitomates
Frutas	Manzana, pera, granada, frambuesas, fresas, naranjas, melón, sandía...

A nivel energético las frutas son los carbohidratos más yin que tenemos. En la MTC, la fruta se usa como si fueran golosinas, de vez en cuando, en las estaciones calurosas y no para todo el mundo. Las verduras en fruto —como los pimientos, las berenjenas o los jitomates— no se recomiendan en la MTC por ser muy yin y por su alto contenido en solanina. Actualmente, yo solo las recomiendo comer en verano, en poca cantidad y en cocciones que eliminen la solanina. Bien peladas, en el caso de los jitomates, o asadas al horno, en berenjenas y pimientos. Aun así, no son muy recomendables en constituciones yin o en personas con problemas articulares. Como este tema es muy complejo, le dedicaremos un capítulo entero.

Por otra parte, los germinados de semillas de verduras son maravillosos tesoros nutricionales, aptos para todas las constituciones cuando se consumen en poca cantidad, sobre todo al mediodía. La verdura verde le seguiría por orden: dentro de esta, no es lo mismo una verde de hojas poco rica en agua que la calabacita, que es más yin, o sea, más hidratante y más útil para constituciones yang, que otras como el brócoli, que es de energía más moderada.

Las verduras de raíz —donde encontramos a las zanahorias, los nabos, las cebollas, el betabel o las calabazas— son las más equilibradas energéticamente, ya que son ricas en almidón y reducidas en agua. Resultan ideales para nutrir nuestro centro energético y nuestro deseo de dulce. Si las cocinamos y las dejamos enfriar, nos aportan aún más beneficios. Le seguirían las legumbres, dentro de las cuales las más yin son las más grandes, como los frijoles, y las más concentradas serían las más pequeñas, como las lentejas. Este tesoro nutricional —que tiene una parte de carbohidrato y otra de proteína de importante valor— da tanto de sí que vamos a dedicarle otro capítulo.

Por otro lado, encontramos los tubérculos, como las papas, los camotes o la yuca. Aquí ya nos adentramos en el mundo yang de los vegetales porque son muy compactos, con poca agua y mucho más almidón. Resultan ideales para constituciones débiles que necesitan reconfortar su sistema digestivo y nutrir su centro energético y microbiota.

Por último, tendríamos a los cereales, venerados según la macrobiótica, pero estigmatizado en las dietas paleo y cetogénica debido a su contenido de azúcares. Como te puedes imaginar, ni es tanto ni tan poco. Los cereales integrales son alimentos de energía muy yang que nos sirven para reforzar el organismo, pero que debemos aprender a preparar muy bien para eliminar sus antinutrientes y comer poca cantidad si tenemos un estilo de vida muy sedentario.

**La clave está en la cantidad y calidad,
no en la eliminación.**

La preparación ideal de los cereales integrales en grano es:

- Lava y frota el cereal para eliminar saponinas.
- Para eliminar fitatos, ponlo en remojo entre cuatro y doce horas dependiendo de su dureza (por ejemplo, cuatro horas para el trigo sarraceno y ocho para el arroz).
- Lava el cereal y colócalo en una cazuela. Añade agua, tapa e inicia la cocción. Una vez empiece a hervir, baja el fuego al mínimo y, aún tapado, cuenta el tiempo de cocción correspondiente, hasta que el cereal absorba toda el agua.
- Cuando esté frío, déjalo reposar en el refrigerador para convertirlo en almidón resistente y reducir su carga de glucosa.

A continuación, te dejo una tabla para que aprendas a preparar bien los cereales, la naturaleza energética que tienen y a qué órgano pueden nutrir según la MTC. También se señala el orden de los principales cereales, de más yang a más yin. Esto nos es muy útil en dietética energética para ayudar a equilibrar mejor la constitución de un paciente. Por ejemplo, si la persona está muy debilitada, tiene mucho frío interno y queremos que coma algo de cereal, le recomendaremos como primera opción trigo sarraceno o mijo. En cambio, si la persona tiene sofocos, calor interno y sobrepeso por excesos, le recomendaremos mejor quinoa.

CEREAL DE YANG A YIN	PROPORCIÓN CEREAL/ AGUA	TIEMPO DE COCCIÓN (EN MINUTOS)	TIEMPO DE REMOJO (EN HORAS)	CARACTERÍSTICAS	NATURALEZA/ ÓRGANO QUE TRABAJA
Trigo sarraceno en grano	1/2	25	4	Sin gluten	Neutra-tibia/riñón
Arroz rojo	1/2	50	8-12	Sin gluten	Templada/corazón
Mijo en grano	1/3	20	4	Sin gluten	Neutra-tibia/ digestivos
Arroz integral	1/2	40	8-12	Sin gluten	Neutra/digestivos
Avena en grano	1/3	50	8-12	Sin gluten	Templada/ digestivos
Cebada en grano	1/3	50	8-12	Con gluten	Neutra-fresca/ hígado
Arroz basmati	1/2	20	4	Sin gluten	Neutra/digestivos
Quinoa en grano	1/2	15	4	Sin gluten	Neutra/digestivos

Los fermentados y sus maravillas para nuestra microbiota

Los alimentos fermentados son aquellos que han sido sometidos a un proceso de fermentación, en el que los microorganismos convierten los carbohidratos en ácido láctico o alcohol. La fermentación es una técnica antigua de conservación de alimentos que también tiene beneficios para la salud, especialmente para la microbiota intestinal. La nutrición energética recomienda comer una pequeña cantidad de alimentos fermentados a diario para mantener regenerado tu centro energético. Si tu constitución es yin o estás en invierno, te convendrán más el *miso*, el *tempe* o el *amazake*. Si tu constitución es yang o hace calor, te irá mejor una *kombucha*, un poco de kéfir o el chucrut. Escojas lo que escojas, intenta siempre empezar con pequeñas cantidades para que tu organismo pueda acomodarse a estos microorganismos vivos.

Aquí te presento los principales alimentos fermentados y sus beneficios para nuestra vitalidad.

- El **yogur** es uno de los alimentos fermentados más conocidos y consumidos en todo el mundo. Está hecho de leche fermentada con bacterias beneficiosas, como *Lactobacillus* y *Bifidobacterium*. El yogur es rico en proteínas, calcio y probióticos, que ayudan a mantener un equilibrio saludable de la microbiota intestinal. A nivel energético es muy frío y por ello no lo indicaríamos en personas con constitución yin. En el caso de querer consumirlo, es mejor de cabra o de oveja que de vaca.

- El **kéfir** es una bebida fermentada que se hace a partir de leche o agua de coco. Contiene una mezcla de bacterias y levaduras que promueven la salud intestinal. El kéfir es rico en probióticos, proteínas, calcio y vitaminas del complejo B. A nivel energético, al igual que el yogur, es un alimento muy frío, descartándose para constituciones yin.

- El **kimchi** es un plato coreano hecho de col fermentada con especias picantes y otros ingredientes, como manzana u otras frutas locales. Es rico en probióticos, vitamina C y antioxidantes. Se ha demostrado que el *kimchi* mejora la salud intestinal y reduce la inflamación. Este fermentado es muy equilibrado, pero más indicado para constituciones yin por todas las especias picantes que contiene.

- El **chucrut** es un platillo de origen alemán hecho de repollo fermentado. Es rico en probióticos y vitaminas C y K. El chucrut puede ayudar a mejorar la digestión y reducir el riesgo de enfermedades del corazón. Este es el fermentado más equilibrado que tenemos, por tratarse de una verdura y por estar solo macerado en sal. Lo pueden consumir sin problemas constituciones yin o yang para acompañar las comidas y mejorar así su digestibilidad.

- El *miso* original es una pasta fermentada hecha de soya u otros granos, como arroz o cebada. Es rico en probióticos y antioxidantes, y se ha demostrado que mejora la salud intestinal, reduce la inflamación y mejora la función cognitiva. Este condimento está más indicado para constituciones yin por su gran poder calorífico y reforzante del organismo.

- El *tempe* es un alimento originario de Indonesia, hecho de soya fermentada, aunque actualmente también podemos encontrar *tempe* de garbanzos y de chícharos. Es rico en proteínas, probióticos y vitaminas del complejo B. El *tempe* ayuda a reducir el colesterol y mejorar la salud intestinal. Este superalimento puede ser consumido sin problemas por constituciones yin y por constituciones yang.

- La *kombucha* es una bebida fermentada hecha de té verde endulzado y levaduras y bacterias beneficiosas. Es rica en probióticos y antioxidantes, y se ha demostrado que mejora la salud intestinal. Esta bebida tiene gran afinidad con el hígado: sus ácidos ayudan a descongestionarlo. Es ideal, sobre todo, para personas muy cargadas emocionalmente y en constituciones yang.

- El *amazake* es una bebida tradicional japonesa hecha de arroz fermentado y *koji* (un tipo de hongo). Es rico en vitaminas del grupo B y tiene afinidad con el sistema digestivo. Es una bebida dulzona de poca carga glucémica y naturaleza neutra, muy recomendable para aquellas personas que tienen deseo de dulce.

Los alimentos fermentados son maravillosos a nivel nutricional y energético, ya que alimentan y regeneran a los microorganismos que viven en nuestro centro energético: la microbiota. Pero, como en todo, algunas personas tendrán que tener precauciones en su consumo o abstenerse de él. Como algunos de ellos pueden contener niveles significativos de sodio *(miso*, chucrut, *kimchi),* deben controlarse para personas con hipertensión. Además, algunas personas pueden experimentar síntomas gastrointestinales como inflamación o flatulencia cuando consumen alimentos fermentados. Si pasa esto, es porque probablemente tengamos algún tipo de debilidad digestiva a tratar, como un sobrecrecimiento bacteriano (SIBO), un *Helicobacter*, un parásito, un enlentecimiento del vaciado gástrico… entre muchas otras cosas. En este caso, hay que recurrir a un especialista en salud digestiva holística para que nos ayude a restablecer la salud intestinal, porque la solución no es dejar de comer estos alimentos para siempre.

Las algas y sus poderes digestivos y reforzantes del organismo

Otro de los grandes aliados de la digestión y del refuerzo orgánico son las algas. En nutrición energética intentamos usar las algas semanalmente. Este superalimento no es ni exótico ni propio de otras culturas: en las costas marinas siempre se han cocinado algas. Debido a la pobre calidad de la tierra de cultivo, a los inexistentes barbechos y a la no rotación de cultivos, los alimentos vegetales cada vez contienen menos minerales. Una solución natural para mejorar nuestra calidad mineral es comer algas de vez en cuando durante la semana.

Las algas, además, son ricas en una variedad de componentes que ayudan a mejorar la digestión y a reblandecer las fibras de los alimentos para hacerlos más digestibles:

- Los **alginatos** son un tipo de fibra soluble que se encuentra en las paredes celulares de las algas marrones y que ayudan a reblandecer las fibras de los alimentos cuando los cocinamos con ellas.
- Los **fucoidanos** son un tipo de polisacárido que se encuentra en las algas marrones. Se ha demostrado que estos compuestos tienen propiedades antiinflamatorias y antioxidantes, lo que puede ayudar a reducir el estrés oxidativo en el tracto digestivo y mejorar la salud digestiva en general.
- Los **xilanos** son un tipo de fibra que se encuentra en las paredes celulares de las algas rojas. Estos compuestos estimulan el crecimiento de bacterias beneficiosas en el intestino, lo que puede mejorar la digestión y la absorción de nutrientes.

Este vegetal marino es de uso imprescindible en la cocción de legumbres y muy recomendable en la cocción de cereales. Existen muchos tipos de algas, pero la recomendación es empezar con el alga *kombu* y el alga *wakame*. La *kombu* es muy dura e ideal para cocciones largas en sopas, legumbres o cereales. Una pequeña cantidad de alga *kombu* —una tira de unos diez centímetros de largo por tres de ancho para quinientos gramos de legumbre seca— hace que las legumbres sean mucho más digestivas, además de mineralizantes, ya que recargamos el plato con un montón de vitaminas y minerales. Por su parte, la *wakame* es de fácil digestión y cocinado: solo se remoja durante unos minutos o se cocina poco tiempo. Es ideal para sopas de poca cocción, como la popular sopa de *miso*, para añadir a ensaladas o para hacer rellenos de verduras y algas.

Las algas son alimentos muy concentrados que nos van a servir para reforzar a personas débiles y para hidratar sus intestinos. Es un alimento altamente recomendable si sufres de debilidad digestiva, pero en poca cantidad y añadida a caldos o estofados. La cantidad de alga recomendada por persona para un adulto sano es de una cucharada sopera hidratada al día como máximo.

Si no te gusta la textura de las algas, no sufras, porque para obtener sus beneficios no hace falta comérselas. Solo con que hayan hervido un rato en agua adquiriremos sus propiedades. Si no sabes cómo introducir las algas en tu día a día, empieza por añadir un trozo de *kombu* a tus caldos, a tus legumbres y a la cocción de cereales. También puedes añadir ralladura de alga *nori* a tus verduras o hidratar un poco de alga *wakame* troceada unos minutos y mezclarla con las ensaladas. Este maravilloso tesoro nutricional se puede cocinar de mil maneras y ser parte de deliciosos rellenos o ensaladas, pero para ello tienes que entrar en el maravilloso mundo de la cocina energética.

Las grasas y sus beneficios constitucionales

Hoy en día es sabido que debemos comer grasas y que las grasas de calidad son muy beneficiosas para nuestra salud por todas las aportaciones bioquímicas que conllevan. En nutrición energética clasificamos a las grasas en yin o yang y recomendamos comer unas u otras dependiendo de tu constitución o estado de salud.

Las principales grasas saludables que conocemos son:

- El **aguacate** es ampliamente reconocido como una fuente de grasas saludables. Es rico en ácidos grasos monoinsaturados, que destacan por sus beneficios para la salud cardiovascular. Según la medicina china, el aguacate tiene una naturaleza fresca y humectante que nutre los fluidos corporales. Resulta muy indicado en constituciones yang; para calor interno, sofocos y menopausia, y en estaciones calurosas.

- El *ghee* es una forma clarificada de mantequilla que se ha utilizado durante siglos en la medicina ayurvédica, una tradición de la medicina natural originaria de la India. Se considera que tiene propiedades nutritivas y de equilibrio energético. Según la MTC, el *ghee* puede tener una naturaleza tibia y humectante que nos sirve para ambas constituciones, pero que digerirá mejor la constitución yang.

- La **mantequilla** procedente de animales de pasto, aunque es rica en grasas saturadas, contiene vitaminas muy apreciadas para nuestra salud, especialmente vitamina A, vitamina D, vitamina E y vitamina K2. Estas vitaminas son esenciales para diversas funciones del organismo, como la salud de los ojos, la salud ósea, la protección antioxidante y la coagulación sanguínea. Según la MTC, la mantequilla tiene una naturaleza tibia y puede ayudar a nutrir la sangre y fortalecer el yin. Al igual que con el *ghee*, hay que tener más precauciones digestivas en constituciones yin.

- El **aceite de oliva** es conocido por sus beneficios para la salud del corazón. Es una fuente importante de ácidos grasos monoinsaturados. En la MTC, se cree que el aceite de oliva tiene una naturaleza tibia y humectante, y se asocia con la nutrición de los tejidos corporales. Ideal para ambas constituciones, aunque —como todas las grasas— va a ser de peor digestión en metabolismos yin.

- Las **aceitunas** son un alimento con naturaleza yang, ricas en grasas y de sabor salado. Se cree que tienen un efecto de calentamiento y pueden ser beneficiosas para fortalecer el bazo y los riñones. Ideales para constituciones débiles.

- El **aceite de ajonjolí** es rico en ácidos grasos monoinsaturados y poliinsaturados. En la MTC, se considera que tiene una naturaleza tibia y se utiliza para nutrir los órganos internos, especialmente los riñones y el hígado. Se considera un aceite muy equilibrado energéticamente, ideal para consumir en crudo.

- El **pescado azul pequeño** —como los salmonetes, la anchoa o el boquerón, el jurel, la macarela y las sardinas— son ricos en ácidos grasos omega-3, que son esenciales para la salud del cerebro y el corazón. En la MTC, el pescado azul se asocia con una naturaleza fresca y nutritiva. Se trata de un alimento altamente recomendable, sobre todo, para constituciones que necesitan nutrir los líquidos internos y para personas debilitadas, en posparto, en posoperatorios y en la época de la menopausia. También es de suma importancia en niños y personas con alto desgaste intelectual, ya que el cerebro al ser una materia grasa requiere de una alta hidratación.

- Las **semillas de chía** son una excelente fuente de grasas saludables, especialmente ácidos grasos omega-3. Según la MTC, tienen una naturaleza neutra y se consideran beneficiosas para la hidratación y el fortalecimiento de los tejidos corporales. Como normalmente se consumen bastante hidratadas en bebidas vegetales, su naturaleza acaba siendo bastante yin, ideal para constituciones fuertes. Pero ojo en las más débiles: en ese caso es mejor comerlas mezcladas con cereales más fortalecedores como la avena.

- Las **semillas de ajonjolí** son ricas en grasas insaturadas, incluyendo ácidos grasos monoinsaturados y poliinsaturados, y muy ricas en calcio. En la MTC, el ajonjolí se clasifica como un alimento con naturaleza tibia y se considera útil para fortalecer los riñones y el hígado. Indicado para todas las constituciones.

- Las **pepitas de calabaza** son una excelente fuente de grasas saludables, incluyendo ácidos grasos insaturados y muy ricos en zinc. Según la MTC, las pepitas de calabaza tienen una naturaleza neutra y se asocian con la tonificación del bazo y la mejora de la digestión.

- Las **semillas de girasol** son un alimento con naturaleza de neutra a ligeramente fresca, según la MTC. Tienen un sabor dulce y propiedades nutricionales beneficiosas para el corazón y los pulmones. Se considera que las semillas de girasol fortalecen la energía del cuerpo, promueven la producción de líquidos corporales y alivian la sed excesiva y la tos seca.

- Las **semillas de cáñamo** son ricas en ácidos grasos esenciales, como el omega-3 y el omega-6, en una proporción equilibrada. En la MTC, se considera que las semillas de cáñamo tienen una naturaleza de neutra a tibia y se utilizan para fortalecer el hígado y los riñones.
- Las **nueces** son una fuente abundante de grasas saludables, incluyendo ácidos grasos monoinsaturados y poliinsaturados ricos en omega-3. Según la medicina china, las nueces tienen una naturaleza tibia y se consideran beneficiosas para tonificar el riñón y fortalecer la energía vital de todas las constituciones.
- Las **avellanas** son ricas en grasas insaturadas, incluyendo ácidos grasos monoinsaturados y poliinsaturados. En la MTC, las avellanas se clasifican como un alimento con naturaleza neutra y se utilizan para tonificar los órganos internos y mejorar la circulación de la energía.
- Las **almendras** son una excelente fuente de grasas saludables, incluyendo ácidos grasos monoinsaturados y poliinsaturados, además de ser muy ricas en calcio. Según la MTC, tienen una naturaleza tibia y se consideran beneficiosas para nutrir el yin y mejorar la función pulmonar. Ideales para todas las constituciones, pero sobre todo para la mujer en la época de la menopausia.
- Los **pistaches** son ricos en grasas saludables, especialmente ácidos grasos monoinsaturados y poliinsaturados. En la MTC, se considera que los pistaches tienen una naturaleza tibia y se utilizan para tonificar los riñones y promover la circulación sanguínea.
- Las **nueces de la India** tienen una naturaleza tibia y un sabor dulce, lo que, según la MTC, los hace adecuados para proporcionar calor y nutrición al cuerpo. Sobre todo, nutren los riñones y el *chi*.

Todas las maravillas nutricionales que hemos comentado de las grasas se complican en metabolismos lentos o yin. Las personas con constituciones yin tendrán que consumir grasas buenas en el desayuno o comida del mediodía, muy bien masticadas, y acompañar los platos con especias, condimentos y cocciones adecuadas que hagan que esa comida sea altamente digestiva. Por ejemplo, puedes marinar el aguacate con unas gotas de vinagre de *umeboshi*, combinar el *ghee* con un aderezo de canela, añadir los frutos secos a una vinagreta con vinagre de manzana, combinar los aceites con romero y aderezar el pescado con jugo de limón. Para más detalles, recuerda repasar el capítulo de los condimentos.

Como preparar los frutos secos y semillas

Desde la nutrición energética se recomienda comer semillas o frutos secos a diario. Las semillas siempre se digieren mejor, aunque, por ser tan pequeñas, es mejor molerlas bien para poder absorber sus nutrientes correctamente. Basta con añadir una cucharada sopera de semillas molidas encima de las verduras de la comida para beneficiarnos de grandes nutrientes de calidad y una energía que reconforta al organismo.

Los frutos secos contienen antinutrientes que debemos eliminar para que no nos inflamen y para que podamos absorber mejor todos sus nutrientes. Los más comunes son los fitatos y las lectinas. Para eliminarlos, podemos usar alguna de estas tres técnicas, las tres o combinar el remojo con el germinado o el tostado.

El remojo:
- Coloca los frutos secos en un recipiente y cúbrelos con agua filtrada.
- Agrega una pizca de sal marina o vinagre de manzana al agua para facilitar el proceso de remojo.
- Deja los frutos secos en remojo durante al menos 6-8 horas, o durante la noche.
- Pasado ese tiempo, enjuaga los frutos secos con agua limpia antes de consumirlos o utilizarlos en recetas.

No está indicado remojar las nueces de macadamia, las nueces de Brasil, los piñones o los cacahuates porque tienen pocos antinutrientes y el remojo les cambia mucho la textura.

La germinación: al germinar los frutos secos, se mejora su digestibilidad y se potencia la disponibilidad de nutrientes esenciales, como las vitaminas, los minerales y los antioxidantes. Es imprescindible comprar frutos secos específicos para germinar, ya que normalmente los que compramos en las tiendas naturistas fueron tratados con procesos que inhiben la germinación. Eso sí: resulta más agradable germinar semillas que frutos secos.

El germinado:

- Remoja los frutos secos siguiendo los pasos mencionados anteriormente.
- Después del remojo, coloca los frutos secos en una charola o frasco de germinación.
- Enjuaga los frutos secos con agua limpia dos veces al día durante el proceso de germinación, asegurándote de mantenerlos húmedos, pero no empapados.
- Dependiendo del tipo de fruto seco, la germinación puede llevar de 12 a 48 horas.
- Una vez que los frutos secos hayan germinado, enjuágalos nuevamente con agua limpia antes de consumirlos o utilizarlos en recetas.

El tostado de los frutos secos y semillas no elimina completamente los antinutrientes, pero puede ayudar a reducirlos y mejorar la digestibilidad. Además, resalta los sabores y la textura de los frutos secos, lo que los hace más agradables al paladar.

El tostado:

- Precalienta el horno a una temperatura de 150-180 °C.
- Coloca los frutos secos en una charola para tostar y dóralos ligeramente. Ojo: quemados ¡no nos sirven!

Las semillas como el ajonjolí, las de calabaza o las de girasol se lavan bien y, tras un suave tostado, se eliminan muchos nutrientes y mejoramos su digestibilidad.

Las proteínas adecuadas a tu constitución

Las proteínas son otro grupo de nutrientes que la nutrición energética usa para trabajar la vitalidad de las personas. Existen muchos tipos de proteínas dentro del grupo animal y vegetal. Más allá de las propiedades bioquímicas de estas, encontramos propiedades energéticas o afinidad por sistemas orgánicos específicos de cada proteína que podemos utilizar para sentirnos más saludables. Es mejor mantener una alimentación con tendencia a las proteínas vegetales por el bienestar de nuestra salud y la del planeta. Pero, a nivel energético, todos los alimentos de buena calidad —tomados con moderación— nos pueden ayudar a mejorar nuestra salud y energía. En este libro recomendamos el consumo moderado de las proteínas animales, sobre todo de la carne, por todos los inconvenientes que causa en el planeta. En este sentido, la MTC la concibe como pura medicina para mejorar la salud.

También es importante entender que la clave no está en reducir la proteína animal, sino en complementarla con la vegetal para que no tengamos carencias. Volver a los estofados o a los guisos donde combinábamos carne, huevos o pescados con legumbres es una opción muy sana, deliciosa y económica para mejorar nuestra salud y la del planeta.

> La pieza de carne o de pescado debe desaparecer de nuestros platos: debemos intercambiarla por un saludable guiso de verduras, legumbres y trocitos de animal.

Veamos en detalle cuáles son los principales alimentos proteicos para que podamos identificar los que nos convienen más, según cómo estemos y seamos.

- **Carne de cordero**: tiene una naturaleza cálida y es ligeramente picante según la MTC. Se cree que tiene propiedades que calientan el cuerpo y estimulan la circulación sanguínea. Además, fortalece el *chi* y el yang. La carne de cordero se recomienda especialmente en invierno y para personas que necesitan calor interno o que tienen deficiencia de yang.

- **Carne de ternera:** se clasifica como una carne con naturaleza neutra según la MTC. Esto significa que no tiene un efecto significativo en el equilibrio energético del cuerpo. Se utiliza para tonificar el *chi* y la sangre, fortalecer los músculos y los huesos, y se recomienda para personas que necesitan apoyo nutricional y energético. Ideal para añadir a estofados de verduras, sopas o legumbres en cocciones tan largas que la descompongan y casi no se encuentre en ellas.

- **Carne de cerdo:** se considera de naturaleza fresca y fría según la MTC. Es rica en grasas y se cree que tiene propiedades que nutren el yin y el *chi*. La carne de cerdo se utiliza para fortalecer el cuerpo, tonificar la energía y mejorar la circulación sanguínea. Sin embargo, debido a su contenido de grasa, se recomienda consumirla con moderación y preferir las opciones más magras. Es ideal para constituciones yang.

- **La carne de ave:** como el pollo o el pavo. También se considera una fuente de proteínas con naturaleza cálida. Según la MTC, puede tonificar el *chi* y la sangre, y se recomienda especialmente para personas con deficiencia de energía vital o problemas de debilidad. Es importante elegir carne de ave orgánica y criada de forma sostenible para obtener los máximos beneficios. Las sopas de pollo o caldos de huesos son platos terapéuticos muy utilizados en nutrición energética para tonificar la energía.

- **El pescado blanco:** se considera una fuente de proteínas con naturaleza neutra según la MTC. Se cree que es suave para el sistema digestivo y beneficioso para el *chi* y la sangre. El pescado blanco es una opción popular para personas con sistemas digestivos sensibles.

- **El pescado azul:** tiene naturaleza cálida, puede tonificar el yang y nutrir el yin, así como fortalecer los riñones y la función cerebral.

- **Los huevos:** son de naturaleza neutra y de sabor dulce y salado. Tonifican la energía y pueden usarlos todas las constituciones.

- **Las legumbres:** como los frijoles, las lentejas o los garbanzos. Se consideran fuentes de proteínas con naturaleza neutra según la MTC. Son ricas en fibra y minerales, y se cree que nutren el yin y el *chi*. Están indicadas para todas las constituciones, aunque las yin deben tener especial cuidado en cocinarlas muy bien y añadir condimentos digestivos yang que faciliten su digestibilidad.

- **El tofu y el *tempe* derivados de la soya:** se consideran fuentes de proteínas con naturaleza fresca o fría, por lo que tonifican el yin y el *chi*. Sin embargo, se recomienda consumirlos con moderación y combinarlos con ingredientes que promuevan la digestión, ya que son difíciles de digerir, sobre todo el tofu.
- **Los cefalópodos:** como el pulpo, la sepia o el calamar. Se consideran fuentes de proteínas con naturaleza neutra o fría que tonifican el yin. Recomendadas para todas las constituciones.
- **Los camarones:** tienen una naturaleza fresca y ayudan a eliminar el calor del cuerpo. También se consideran beneficiosas para la circulación sanguínea y se utilizan para fortalecer el *chi* y tonificar el yang. Hay que comerlos con precaución en condiciones yang.
- **Las almejas:** tienen una naturaleza fresca y salada. Son refrescantes y ayudan a eliminar el calor y la humedad del cuerpo. Las almejas se utilizan para nutrir la sangre y tonificar el *chi*.
- **Los mejillones:** tienen una naturaleza fresca y salada y, de nuevo, cuentan con propiedades refrescantes. Los mejillones también se consideran beneficiosos para la salud de los riñones y se utilizan para tonificar el yin y nutrir la sangre.
- **Las ostras:** tienen una naturaleza fresca y salada, propiedades refrescantes, y ayudan a eliminar el calor y la humedad del cuerpo. Las ostras son conocidas por su capacidad para tonificar el yin, nutrir la sangre y fortalecer los riñones.
- **Los lácteos de vaca:** son de naturaleza fría y húmeda. Entumecen el cuerpo, crean flema y son difíciles de digerir. La MTC no recomienda el consumo de estos alimentos.
- **Los lácteos de cabra:** son de naturaleza fresca. Según la MTC, se pueden usar esporádicamente para nutrir el yin y la sangre, pero se recomienda comerlos fermentados en yogur o curados para que sean más digestivos.

Como siempre, el tipo de técnica culinaria que usemos para cocinar cada uno de estos alimentos lo hará más fresco, más

caliente o más equilibrado. Recuerda repasar el capítulo de las cocciones energéticas para poder sacarle todo el rendimiento a esta
información.

¡Importante!: el tofu no se puede comer crudo. Si compramos tofu
natural, debemos hervirlo al menos veinte minutos con un trocito de
alga *kombu*; después, podremos proceder a hacerlo a la plancha o
freírlo o macerarlo. Si vas a cocinar el tofu al horno y va a estar en él
al menos treinta minutos, te puedes saltar este paso.

Las legumbres, un tesoro nutricional que hay que trabajar

Según la nutrición energética, las legumbres son un gran tesoro
nutricional que hay que trabajar culinariamente. Debido a que
contienen múltiples antinutrientes y a su difícil digestibilidad, debemos aplicar una buena técnica culinaria para que sus tesoros
nos lleguen adecuadamente.

Desgraciadamente, no todas las condiciones se pueden permitir comer legumbres tan a menudo como nos gustaría. Las últimas
recomendaciones de salud recomiendan comerlas hasta siete veces a
la semana, pero esto es inviable en estómagos delicados, personas
mayores, niños pequeños o problemas de hipofuncionamiento del
cuerpo. Yo recomiendo empezar comiendo las que mejor sienten:
las lentejas rojas, un día que estés tranquila y que tengas que trabajar poco por la tarde. Observa cómo te sientan y, poco a poco,
ve incorporando el garbanzo en textura humus al mediodía o las
lentejas castellanas en formato curri. Estas maravillas nutricionales
son tan complejas como difíciles de digerir y por ello, aunque resultan fascinantes a nivel alimenticio, no todo el mundo se puede
permitir el lujo digestivo de comerlas varias veces a la semana. A
medida que aumente tu fuerza digestiva, podrás ir incorporándo-
las más a menudo.

Aquí te dejo los pasos ideales a seguir para que nos sienten lo
mejor posible:

- Lávalas bien, frotándolas entre sí.
- Déjalas en remojo con un poco de jugo de limón durante 48 horas, cambiando dos veces al día el agua del remojo.
- Inicia la germinación (opcional).
- Ponlas a cocinar con un trozo de alga *kombu* para ablandar sus fibras y añade alguna hierba carminativa, como el comino o el laurel. Deja que hiervan a 100 °C durante al menos diez minutos.
- Espúmalas varias veces y elimina las pieles que flotan.
- Cocínalas hasta que estén bien blandas (entre 45 minutos y 4 horas, dependiendo de la olla en la que se cocinen).
- Déjalas reposar en el refrigerador durante 24 horas para que se conviertan en almidón resistente y sean más digestivas y más energéticas.
- Ingiere vinagre de manzana, chucrut, *umeboshi* o *miso* conjuntamente con las legumbres para ayudar a la digestión de este alimento y a que se absorban mejor todos sus minerales.
- Toma infusiones de hierbas carminativas de postre para eliminar los posibles gases producidos: hinojo, anís, menta...
- No comas fruta como postre.

¡Importante!: en la legumbre no se pone la fecha de envasado o de recolección del campo, por lo tanto, no podemos saber si tiene meses o años. Cuanto más vieja sea la legumbre, más tiempo de hidratación y de cocción necesitará. Si compras la legumbre a productores locales que la cultivan anualmente, probablemente necesites mucho menos tiempo de cocción. Pero ojo: la hidratación debe continuar siendo de unas 48 horas, menos la de la lenteja roja por estar pelada.

A continuación, te dejo un par de tablas: una con las cocciones y remojos adecuados y otra para que veas cómo cada tipo de legumbre se asocia a un órgano según la dietética energética. De este modo, podemos usarlas para mejorar la energía que nos convenga.

ÓRGANO	CORAZÓN	BAZO	PULMÓN	RIÑÓN	HÍGADO
Proteínas vegetales	Frijoles, tofu, lenteja roja	Garbanzos, *tempe*	Soya negra	*Azukis*, lentejas	Lentejas, frijol mungo

LEGUMBRE	PROPORCIÓN CEREAL/ AGUA	TIEMPO DE COCCIÓN (EN MINUTOS)	TIEMPO DE REMOJO (EN HORAS)	NATURALEZA/ ÓRGANOS QUE TRABAJA
Lentejas rojas	1/2	40, hervidas	8	Neutra/hígado-corazón
Lentejas marrones, pardinas, castellanas, verdes	1/2	50, hervidas	48, cambiando el remojo dos veces al día	Templada/hígado
Frijoles rojos, blancos	1/3	50, en olla a presión	48, cambiando el remojo dos veces al día	Neutra/corazón
Azukis	1/3	75, en olla a presión	48, cambiando el remojo dos veces al día	Neutra/riñones
Soya negra	1/3	75, en olla a presión	48, cambiando el remojo dos veces al día	Neutra-tibia/ pulmones
Frijol mungo	1/2	50, hervida	48, cambiando el remojo dos veces al día	Neutra/hígado
Garbanzos	1/2	75, en olla a presión	48, cambiando el remojo dos veces al día	Neutra-tibia/ digestivo

Las frutas: ¿para quién, cuándo comerlas y en qué momento del día?

La fruta es una parte importante de una dieta saludable y equilibrada. Es rica en vitaminas, minerales, antioxidantes y fibra dietética, lo que la convierte en un alimento esencial para nuestra salud. Sin embargo, la hora del día en que comemos fruta puede tener un impacto significativo en nuestra digestión.

¿Cuándo es, pues, mejor comer fruta? La mayoría de la gente tiende a consumir frutas después de las comidas, como postre. Sin embargo, según la medicina tradicional china y algunos expertos en nutrición, es mejor comer la fruta como merienda o entre comidas. Esto se debe a que la fruta se digiere más rápido que otros alimentos y, si se come después de una comida, puede interferir con la digestión de los alimentos más pesados y fermentar, provocando los incómodos gases. En el caso de que queramos comer fruta y nos siente bien, la mejor manera de comerla es en el desayuno, entera y con su piel —si esta es consumible—, porque es cuando tenemos más fuerza digestiva.

A nivel energético la fruta es yin, fría y muy hidratante. Por lo tanto, su consumo se recomienda únicamente en las estaciones calurosas, en los momentos del día en que hay más sol y preferiblemente local o de proximidad. Teniendo en cuenta estos principios energéticos, en invierno no deberíamos consumir fruta. Si nos fijamos en cómo funciona la naturaleza, cuando empieza a hacer frío, aparecen muchas verduras oscuras ricas en vitamina C, como el brócoli, las acelgas, las espinacas, las coles, etc., y empiezan a desaparecer las frutas. La fruta que encontramos en mercados y supermercados en invierno proviene básicamente del almacenamiento en refrigeradores del verano u otoño, del cultivo en invernaderos o de países tropicales. Por no ser del momento en que la naturaleza la expresa y por ser altamente enfriante para nuestro organismo, es mejor comer fruta como si de una golosina se tratara: de manera puntual y ocasional.

La fruta no es imprescindible para nuestra salud, pero si es la mejor golosina que podemos comer cuando tenemos necesidad de algo dulce.

No queremos generar con estas afirmaciones un problema de posturas nutricionales. Solo te pido que te preguntes por un momento si la naturaleza da fruta en invierno. Y cuando me refiero al invierno estoy pensando en frío de verdad, no en los inviernos subtropicales de 15 grados centígrados donde encontramos frutas como las naranjas, las mandarinas o los kiwis. Solo hay un fruto que proviene de los árboles en invierno: los frutos secos, que energéticamente nos producen mucha hidratación, pero sin enfriarnos.

Si solo tenemos en cuenta la bioquímica, de nuevo nos abordará el miedo a perder vitaminas por no consumir frutas. Te aseguro que toda la familia de la *Brassica* —los brócolis, el romanesco, las coles de Bruselas, la coliflor, la col morada, el nabo y la arúgula— y muchas verduras invernales, además del querido perejil, están repletos de vitaminas, sobre todo de la C. «¡Pero se cocinan! ¡Y entonces las perdemos!», me comentan siempre alumnos y pacientes. Te explico: depende de cómo las cocines, casi no pierden vitaminas y, además, con la cocción haces que todos sus nutrientes estén altamente disponibles. Te recuerdo algunas de las cocciones más interesantes para cocinar estas verduras: el vapor, el hervido corto o el wok.

O sea, que, si no eres fan de la fruta o no te sienta bien, no sufras mientras en tu día a día comas abundantes verduras. Si tu constitución es yin con tendencia al frío, al metabolismo lento y a la debilidad, verás que reducirlas o evitarlas en otoño-invierno va a mejorar tu bienestar energético, siempre y cuando no dejes de comer muchas verduras a diario.

¿Y de dónde sacamos entonces el sabor dulce de las frutas? Pues de las calabazas, de las zanahorias, del betabel, de las chirivías… entre otros carbohidratos de sabor dulce al paladar.

Otra manera de consumir la fruta en invierno —si es que la necesitas emocionalmente— es al horno, a la plancha, dentro de bizcochos caseros o a la papillote. Lo importante es usar una buena técnica culinaria y comerlas con moderación. En estos casos, te recomiendo que añadas especias como la canela o el jengibre, que, además de hacerla más digestiva, van a ayudarte a regular el exceso de azúcar que contienen. ¡Ah! Si la comes cocinada, recuerda dejarla reposar en el refrigerador un día para reforzar tu sistema digestivo y tu microbiota. En el caso de las manzanas, hacer esto convierte su pectina en un lujo nutricional para nuestras bacterias intestinales. Algunos ejemplos de cocinados de frutas son las peras a la plancha con jengibre, las manzanas al horno con canela o el bizcocho de plátano.

Esta es la clave para no perder energía:
comer lo que deseamos de la manera que necesitamos.

Bebidas energizantes

Lo que bebemos es tan importante como lo que comemos. En la MTC también se da suma importancia a las bebidas para mejorar la salud o reequilibrar la energía. La bebida por excelencia es el agua, preferiblemente de manantial, pero esta cultura oriental cuida mucho la temperatura a la que ingerimos los fluidos, ya que es imprescindible no apagar el fuego digestivo con alimentos o bebidas frías. Tomar bebidas frías puede debilitar el cuerpo y bajar la inmunidad: por ello, las recomendaciones de temperatura van desde la temperatura ambiente a calientes.

La nutrición energética no recomienda acompañar las comidas con agua, sino con una sopa caliente o con una infusión por su especial atención en no debilitar el fuego digestivo. Ahora, desde la distancia de Occidente, podemos decir que beber durante las comidas diluye los jugos gástricos y empeora las digestiones, con lo cual la mejor agua que podemos consumir mientras comemos es la presente en las propias preparaciones culinarias. Es mejor beber entre horas y tomar muchos alimentos hidratantes durante el día que tomar agua o bebidas frías mientras comemos. Los alimentos hidratantes por excelencia son las frutas y las verduras, que son los que debemos consumir en grandes cantidades cuando hace calor.

Si eres yin o tu sistema digestivo está debilitado, no tomes bebidas de temperatura fría: usa condimentos picantes frescos en las bebidas o condimentos ácidos, que mejoran la sensación de calor. Un té verde con menta o un agua con limón son buenos ejemplos.

Vamos a citar aquí las principales bebidas que recomienda la MTC para acompañar las comidas o tomar entre horas y los usos terapéuticos que tienen.

- El **té verde** es ampliamente utilizado en la MTC debido a sus propiedades refrescantes y desintoxicantes. Ayuda a dispersar el calor y a eliminar las toxinas del cuerpo. Además, se le atribuyen propiedades antioxidantes y antiinflamatorias, lo que lo convierte en una bebida beneficiosa para el sistema cardiovascular y el metabolismo.
- El **té de jazmín** es valorado por su naturaleza refrescante y su capacidad para calmar la mente. Según la MTC, esta infusión puede ayudar a aliviar el estrés y la ansiedad, promoviendo un estado de relajación. También ayuda a mejorar la digestión y a aliviar los trastornos del sistema digestivo.

- El **té de crisantemo** (manzanilla china) es conocido por su capacidad para refrescar y calmar el hígado. Se utiliza en la MTC para aliviar la irritabilidad, los ojos secos y la tensión ocular. Además, esta infusión ayuda a limpiar y desintoxicar el cuerpo, especialmente el hígado y los riñones.

- El **té de flor de hibisco** es apreciado por su sabor refrescante y su capacidad para refrescar el cuerpo. Se cree que esta infusión ayuda a reducir la presión arterial, promover la circulación sanguínea y aliviar el calor interno. Además, el té de hibisco es rico en vitamina C y antioxidantes, lo que lo convierte en una bebida beneficiosa para el sistema inmunológico e ideal para el verano.

- El **té *kukicha***, muy bajo en teína, es un gran alcalinizante del organismo y mineralizante. Es el más indicado para tomar durante todo el día. Mejora el cansancio y refresca, ayudando a eliminar el calor interno de cuerpo y mente.

- El **caldo de hueso** se obtiene al hervir huesos de animales, como pollo o ternera, durante largos periodos de tiempo. Se considera una bebida altamente nutritiva que fortalece los huesos, los tendones y el sistema digestivo. También se cree que el caldo de hueso tiene propiedades antiinflamatorias y ayuda en la curación y reparación del cuerpo.

- El **caldo de verduras y algas.** Es una bebida altamente mineralizante que se consigue al hervir verduras variadas como la col, el puerro, la zanahoria y el nabo con alga *wakame* o *kombu* durante una hora.

Escojas la bebida que escojas, ten en cuenta siempre cómo te encuentras. Tal y como hemos explicado con anterioridad, es mejor ir hidratando el cuerpo entre horas con agua o infusiones sin teína que beber en las comidas.

Los alimentos medicina y su uso en el día a día

Hay alimentos que, por sus maravillosas propiedades medicinales, además de bioquímicas, deberían de formar parte de nuestra alimentación diaria o semanal para estimular un buen mantenimiento de la salud. A diario, los imprescindibles son las verduras verdes, las especias, los carbohidratos en formato almidón resistente, las proteínas de calidad, las semillas o frutos secos y el aceite de oliva de calidad. Después, los altamente recomendables a diario o de uso semanal son las algas, los fermentados, los germinados, las infusiones, las setas, los vinagres, los caldos concentrados de huesos y las infusiones medicinales. Y, por último, encontramos los medicinales, que deben ser de uso ocasional, es decir, su consumo debe ser semanal o mensual: el *kuzu*, el *miso*, la pasta de *umeboshi* y el *tamari*.

Para poder integrar correctamente todos estos alimentos y mantener la salud y la vitalidad, lo más conveniente es planificar un buen menú semanal. Así, podremos incluir en él todo lo que nuestro cuerpo físico, mental y emocional necesita para sentirse energético y feliz.

El arte de preparar un buen menú

El arte de preparar un buen menú debe cumplir estas tres principales características: que sea agradable de comer, que se ajuste a las necesidades nutricionales y energéticas de la persona y que se pueda elaborar con criterio de realidad.

Muchas veces veo en consulta a personas altamente motivadas por mejorar su salud, pero que olvidan que cuidarse requiere tiempo y esfuerzo. Sí: tiempo y esfuerzo. Inicialmente, debes poner mucho de tu parte, aunque esta inversión energética se te devolverá con creces. Si no sabes por dónde empezar, ¡no te preocupes! Aprender a comprar, organizar un menú, cocinar y recoger la cocina bien y en poco tiempo es una habilidad que se aprende, como todo en la vida.

> **Todos tenemos la capacidad de ser grandes diseñadores de nuestra salud: solo tenemos que querer dedicar tiempo a ello y pasar a la acción.**

Al final del capítulo (en la página 207) te dejo una tabla para que la rellenes con tu propio menú semanal. Además, cuenta con un apartado extra muy importante: «Qué voy a preparar hoy». Organizar qué tarea culinaria vas a hacer cada día es clave para tener una buena alimentación semanal. Como con todo en la vida, hay cosas que hacer a diario, cosas que hacer semanalmente y cosas que hacer una vez al mes.

A continuación, desarrollaremos posibles menús energéticos y saludables adaptados a las estaciones, a los ritmos laborales, a los tipos de constitución y a las necesidades energéticas.

Desayunos

¿Desayunar como un rey o no desayunar nada? Pues depende: depende de cómo eres, de cómo estás y de la actividad que realizarás durante la mañana. No hay una fórmula ideal: lo mejor es adaptar lo que necesitas a lo que eres. Si, por lo general, te sienta bien desayunar y realizas actividades intensas por las mañanas, te recomiendo que tengas en cuenta lo que debería de tener un buen desayuno. También debemos recordar que, según los ritmos circadianos de nuestro cuerpo y de la naturaleza, lo mejor es comer de día y ayunar de noche: o sea, que, si quieres reducir o saltarte una comida, la opción más sensata es prescindir de la cena. Pero, de nuevo, te recuerdo que todo se debe individualizar porque hay personas que por la mañana se mueven y se activan poco y les funciona mejor desayunar solo infusiones o un café. Por lo normal, las constituciones más yin desearán desayunar y les sentará bien tomar un buen desayuno.

Y, ¿a qué hora es mejor desayunar? Desde la ciencia y la experiencia, sabemos que no hay nada mejor que dejar descansar nocturnamente el cuerpo con doce horas sin alimento. Una vez valorado esto, el desayuno podría estar entre las siete y las doce, dependiendo de tu ritmo vital y laboral. Recuerda que, para que puedas hacer bien el proceso digestivo y no pierdas energía, la siguiente ingesta debería ser como mínimo a las cuatro horas, y mejor si es a las cinco. Hay personas que me comentan que no pueden pasar tanto rato sin comer por las mañanas, que a las dos o tres horas de desayunar tienen hambre o se sienten mareadas. Si este es tu caso, intenta comer más cantidad en el desayuno, añadir más proteína o no olvidarte de que todos los carbohidratos que escojas deben ser integrales. Si aun así sigues mareada, tendrás que consultar con un dietista para que adapte tu alimentación a tu situación actual: puede ser que tengas poca flexibilidad metabólica, resistencia a la insulina, cándidas, permeabilidad intestinal o unas necesidades energéticas específicas, entre otras cosas.

Un buen desayuno debería constar de:

- ■ Una bebida hidratante: agua, infusiones, licuados verdes, café, bebidas vegetales...
- ■ Proteína: pescado, carne blanca, legumbres, tofu, *tempe*, huevos, lácteos curados o fermentados, frutos secos o semillas.
- ■ Verduras u otros carbohidratos: hojuelas integrales, pan integral de calidad, fruta de temporada...
- ■ Grasas de calidad: aceite, *ghee*, mantequilla, mantequilla de frutos secos, frutos secos, aguacate...

EJEMPLOS DE DESAYUNOS SANOS, SIMPLES Y DELICIOSOS:

◈ Café con bebida vegetal de avena.
◈ Pan de trigo sarraceno con arúgula, AOEV y migas de macarela en aceite o jamón ibérico de calidad o salmón ahumado salvaje.

Ideal para todas las estaciones, sobre todo otoño-invierno, y para debilidad y constituciones yin.

◈ Té matcha.
◈ *Hot cakes* de avena caseros (con huevo) + plátano poco maduro + chocolate negro 85% + avellanas + mantequilla de ajonjolí.

Ideal para primavera-verano-otoño, ansiedad, deseo de dulce y ambas constituciones.

◈ Infusión de hibisco.
◈ Pudín de chía con bebida de almendras + fresas + avellanas + semillas de calabaza.

Relajante; ideal para primavera-verano y constituciones yang.

- ◈ Té rojo.
- ◈ Pan de espelta + aguacate u olivada negra + arúgula + huevos cocidos o queso fresco de cabra.

Reforzante; ideal para primavera-verano y ambas constituciones.

- - - - - - - - - -

- ◈ Infusión de regaliz.
- ◈ Crepas de trigo sarraceno con canónigos, humus, piñones y jitomates secos.

Reforzante; ideal para otoño-invierno y constituciones yin.

- - - - - - - - - -

- ◈ Té chai.
- ◈ Pan de centeno con omelet de espinacas y champiñones + AOEV.

Reforzante; ideal para otoño-invierno y constituciones yin.

- - - - - - - - - -

- ◈ Café de cereales con bebida de arroz.
- ◈ Hojuelas de avena + bebida de avena + compota de manzana o pera + canela + nueces + piñones + ajonjolí negro molido.

Reforzante; ideal para otoño-invierno, deseo de dulzor y constituciones yin.

- - - - - - - - - -

- ◈ Licuado verde de espinacas + pepino + fresas o frambuesas.
- ◈ Pan tostado de espelta + *ghee* o tahini + queso fresco de cabra + mermelada de frutos rojos sin azúcares añadidos.

Muy refrescante; ideal para verano y ambas constituciones.

- - - - - - - - - -

- ◈ Kéfir de cabra con mango + avellanas trituradas + chispas de cacao + chips de coco.

Muy refrescante; ideal para verano y constituciones yin.

- - - - - - - - - -

Ya sea que te guste el dulce o el salado, lo importante es elegir en cada estación aquellos alimentos que tienen más o menos poder calorífico para que nos equilibre la energía. Después, deberíamos de elegir, según nuestra constitución, aquellos productos que nos resulten más o menos digestivos… ¡y siempre ayudarnos de los condimentos para potenciar la digestión!

Comidas

La comida del mediodía tendría que ser también bastante completa y abundante, ya que cuando hay luz solar es cuando nuestro sistema digestivo tiene mayor energía. Sin embargo, existen ciertos alimentos limitantes y ciertas conductas que impiden que, tras esta comida, podamos continuar trabajando por la tarde con energía.

Principios para una buena digestión en el menú del mediodía:

- Usa siempre los aperitivos digestivos: agua con vinagre de manzana, jugo de limón, especias…
- Haz pocas mezclas en una misma comida: a más simplicidad, más facilidad digestiva. Es mejor que la variedad esté presente a lo largo del día o de la semana.
- Usa siempre alguna verdura amarga para que te ayude a activar la bilis y otras enzimas digestivas.
- Escoge bien las proteínas. Si eres muy lento metabólicamente, no es buena idea que comas legumbres los días que por la tarde debes trabajar. Haz la prueba. Si no, comerlas en forma de humus con muchas especias o dejarlas para el fin de semana son opciones maravillosas que te alegrarán la existencia.
- Algunas verduras se digieren mejor cocinadas que crudas: los champiñones, los espárragos verdes, las zanahorias, el betabel o la calabacita se digieren mejor ligeramente cocinados que crudos.
- Mastica muy muy bien y reserva un mínimo de veinte minutos para comer en un espacio tranquilo.
- No te quedes llena: para de comer antes de saciarte. Esto va a ahorrarte mucha energía.
- Mejor come sola. Cuando comemos con amigos o compañeros, hablamos y no prestamos atención a la masticación ni al acto de comer. Si tu metabolismo es lento o eres yin, lo mejor que puedes hacer es comer sola y tranquila.
- Mantén una postura erguida mientras comes. Acerca el alimento a la boca y no la boca al alimento. La propiocepción de tu

cuerpo es importantísima. Una espalda recta activa el sistema parasimpático, el que necesitamos para poder digerir correctamente.

■ No te tumbes nunca justo después de comer. Es lo peor, porque estar tumbado impide una buena digestión. Lo mejor es moverte un poco, recogiendo o caminando unos minutos; después, si lo necesitas, puedes hacer una pequeña siesta de veinte minutos como máximo. Lo de la siesta es muy cuestionable porque hay personas a quienes les sienta muy mal dormir después de comer. Como siempre, escúchate y valora qué te va bien a ti.

De qué debería constar una buena comida de mediodía:
■ Verdura verde cocinada o en ensalada con algún amargo.
■ Carbohidrato en forma de verduras amiláceas (zanahoria, betabel, calabaza, chirivía…), tubérculos o cereales integrales.
■ Proteínas en forma de pescado, carne, huevos o legumbres.
■ Grasa de calidad en forma de AOEV, aguacate y alguna semilla o fruto seco.
■ Condimentos que promuevan el fuego digestivo: vinagres, especias, algas…

Todos estos grupos de alimentos se combinarán en las cocciones que necesitemos por estación o por constitución. Para que lo veas más claro, pongamos algunos ejemplos.

Ejemplos de comidas sanas, simples y deliciosas:

◈ Pequeña ensalada de arúgula aderezada con vinagre de manzana + canela + AOEV + pepitas de calabaza.
◈ Guisado de garbanzos con col, zanahoria, pollo (opcional) y el caldo de la cocción.

Reconstituyente; ideal para otoño-invierno y constituciones yin.

- ◈ Brócoli al vapor con un poco de chucrut.
- ◈ Camote al horno con orégano, sal y aceite.
- ◈ Macarela a la papillote con eneldo, sal y AOEV.

Ideal para otoño-invierno-primavera y todas las constituciones.

- ◈ Ensalada de canónigos + germinados + pepitas de calabaza, aderezadas con mostaza, limón, miel, aceite y sal.
- ◈ Lentejas estofadas con cebolla, zanahoria, alga *kombu* y calamares (opcionales).

Ideal para otoño-invierno-primavera y todas las constituciones.

- ◈ Espinacas salteadas con piñones.
- ◈ Arroz integral hervido.
- ◈ Pollo o *tempe* al curri.

Ideal para otoño-invierno-primavera y constituciones yin.

- ◈ Endivias a la plancha con *tamari* y aceite de oliva + zanahoria rallada.
- ◈ Chícharos salteados con cebolla, jamón (opcional) y huevo cocido.

Ideal para otoño-invierno-primavera y constituciones yin.

- ◈ Ensalada de escarola + germinados + chucrut + rabanitos con aderezo de limón, AOEV y sal.
- ◈ Paella de quinoa con zanahoria, puerro, champiñones y alga *cochayuyo*.

Ideal para otoño-invierno-primavera y constituciones yin.

- ◈ Tartar de algas con ejotes y nabo.
- ◈ Quiche de tofu con puerro, camaroncitos pelados (opcionales) y champiñones.

Ideal para otoño-invierno-primavera y todas las constituciones.

- Carpacho de calabacita con levadura nutricional, limón y sal marina.
- Lasaña de calabaza, puerro, tofu o carne picada de ternera.

Ideal para otoño-invierno-primavera y todas las constituciones.

- - - - - - - - - -

- Wok de col + nabo + zanahorias.
- Ternera de pasto (o *tempe*) estofada con papas, romero y cebolla.

Ideal para otoño-invierno-primavera y constituciones yin.

- - - - - - - - - -

- Ensalada de endivias con aguacate y alga *wakame* aderezada con vinagre de *umeboshi*, aceite y vinagre de manzana.
- Ensalada rusa con papa, zanahoria, ejote, huevo cocido, aceitunas verdes y atún.

Ideal para primavera-verano y constituciones yang.

- - - - - - - - - -

- Gazpacho de jitomate + pepino + pimientos + cebolla + ajo.
- Ceviche de frijoles pintos con aguacate + cebolla roja + cilantro + atún, aderezado con jugo de limón, AOEV y sal.

Ideal para primavera-verano y constituciones yang.

- - - - - - - - - -

- Ensalada de jitomate y queso fresco de cabra con orégano y arúgula.
- Burrito de trigo de espelta relleno de pimientos en tiras, cebolla en tiras escalfada y filetitos de pavo en tiras.

Ideal para primavera-verano y todas las constituciones.

- - - - - - - - - -

- Ensalada de canónigos + aguacate + betabel rallado + semillas de calabaza + aderezo digestivo (opcional).
- Humus de garbanzos y betabel con tiras de zanahoria.

Ideal para primavera-verano y todas las constituciones.

- - - - - - - - - -

- Ensalada de ejotes + huevo picado + cebollita morada + jitomates cherry + papa + aderezo digestivo (opcional).
- Boquerones en vinagre o sardinas en escabeche.

Ideal para primavera-verano y constituciones yang.

Cenas

Lo más importante en el tema de las cenas es la hora a la que cenamos. No es lo mismo cenar a las siete que a las diez, haya aún luz solar o no. Tampoco es lo mismo cenar a las diez y después ir a bailar a la discoteca que mantenerte sentado en una silla dos horas hablando y acostarte a medianoche. Solo se digiere bien una cena tardía si se consume totalmente su energía o si se digirió totalmente antes de acostarse. Por lo tanto, si cenas tarde, debes moverte después y acostarte al menos pasadas tres horas, algo que no compensa energéticamente. Por regla general, a no ser que trabajes hasta muy tarde o tengas un metabolismo muy rápido, lo mejor es comer poco para cenar.

A las personas que trabajan de tarde les recomiendo que cenen en el espacio que suele dejarse para la merienda, entre las seis y las siete. Para que les sea cómodo y simplificar, pueden elaborarse omelets, *sushi*, burritos o bocadillos saludables. Lo que no tiene sentido es llegar a las 22:30 o a las 23:00 h a casa muerta de hambre y comer para, después, acostarte rápidamente. Es mejor hacer una merienda-cena de calidad que picotear dulces o fruta en el descanso del trabajo y volver a comer al llegar tarde a casa. Haz la prueba: verás cómo te sientes mejor y más vital.

Incluso aunque no llegues tarde a casa, pruébalo. En España tenemos un hábito muy tonto que hay que cambiar: después de cenar no se hace nada, como mucho sofá y cama. Esto es un gran error para nuestra salud y vitalidad. Acciones como pasear por la tarde-noche, pintar, escribir, decorar, cocinar, leer, conversar... pueden ser tan nutritivas para nuestro cuerpo como la mejor cena.

Si te acostumbras a cenar pronto, verás cómo después de cenar se te abre un mundo de posibilidades de bajas revoluciones que pueden mejorar tu estado de ánimo y calidad de vida.

Las cenas deben ser nutritivas pero ligeras porque se trata de una comida en la que no hace falta que contemplemos todos los elementos de un buen menú. Y si algo me ha dado la experiencia tanto personal como profesional es que la cena debe ser muy placentera, debe estar llena de dopamina, porque las personas esperamos mucho confort emocional y relajación a la hora de cenar. Es un espacio de fin de jornada, de descanso y de disfrute, y como tal debe ser contemplado.

**Un menú para cenar que solo pretenda ser saludable
está condenado al fracaso en pocos días.**

**Ejemplos de cenas para estaciones frías
y constituciones o condiciones yin:**

- Crema de calabaza y cebolla con ralladura de levadura nutricional, tiras de salmón ahumado, canela y semillas de girasol tostadas.
- Alcachofas al horno con pimienta, aceite y sal decoradas con trocitos de jamón ibérico.
- Wok de col, nabo y zanahoria con trocitos de pollo de corral (o tofu macerado).
- Sopa de pescado con trocitos de pescado y quinoa.
- Sopa de lentejas rojas con hinojo, zanahoria y huevo cocido picado.
- Caldo de pollo con trocitos de pollo y hojas de espinacas sumergidas.
- Caldo de huesos con arúgula sumergida y huevo escalfado.
- Omelets variados de setas y verduras.
- Sardinas al horno con calabacita y cebolla.
- Brochetas de pollo (o de tofu) con salteado de col especiada.
- Coliflor especiada al horno, gratinada con queso emmental (o con levadura nutricional).
- *Pizza* casera de coliflor con arúgula, queso y jamón ibérico (o tofu macerado rallado).
- Camarones al horno y ensalada de arúgula con canela, parmesano y vinagreta de miel.
- Sepia (o *tempe*) estofada con cebolla acompañada de flores de brócoli hervidas con vinagreta de limón.
- Boquerones rebozados (o alga espagueti de mar rebozada) con espárragos verdes a la plancha.

- Bacalao (o tofu macerado con *tamari*) al horno acompañado de papillote de ajos tiernos, zanahoria y calabacita.
- Crema de alcachofas y cebolla con buñuelos de lentejas rojas.

**Ejemplos de cenas para estaciones frescas
y constituciones o condiciones yang:**

- Humus variados con palitos de zanahoria y apio.
- Crema de betabel, zanahoria y cebolla fresquita con trocitos de queso de cabra.
- Carpacho de jitomate con parmesano, aceitunas negras y arúgula.
- Ensalada rusa casera con huevo cocido y atún.
- Crema de calabacita y puerro fresquita con crutones, camarones pelados salteados y almendras troceadas.
- Ensalada fría de papa con cebolla, jitomate cherry, atún y huevo (opcional).
- *Baba ganoush* con pan de pita y ensalada de canónigos con arándanos y vinagreta de miel.
- Paté de jitomates secos con palitos de nabo, zanahoria y ejotes.
- *Esqueixada* de bacalao (o de frijoles blancos) con jitomate, aceitunas negras y escarola.
- Ceviche de rape (o de chícharos) con endivias.
- Tartar de atún (o de frijoles pintos) y aguacate con pan tostado de trigo sarraceno y acompañamiento de arúgula.
- Ensalada de ejotes y escabeche de macarela (o tofu *teriyaki*).
- Mejillones al vapor (o *edamames* al vapor) con tartar de jitomates.
- Carpacho de camarones con ensalada de pepino y alga *wakame*.
- Espaguetis de calabacita con pesto de perejil y nueces de la India.
- Croquetas de mijo y setas con crema fría de puerros y láminas de almendras

Para poder mantener la motivación por cuidarte y comer alimentos saludables, es muy importante que disfrutes comiendo. Sobre todo, la cena —la última ingesta del día, el momento en que te predispones a descansar y a adentrarte en tu pequeña burbuja de bienestar, en tu casa— debe ser ligera pero muy muy placentera.

Castigarte con una cena sosa, fea y poco agradable a los sentidos no solo va a destrozarte el día, sino que, además, va a hacer que tu plan para cuidarte tenga los días contados.

Tú no eres cualquier cosa y no debes comer cualquier cosa. Tu cuerpo se merece lo mejor, pero tu mente y tus sentidos también esperan recibirlo.

Elaborar un menú sano, simple y delicioso es la clave para sentirte de maravilla, desear cuidarte día a día y mejorar tu vitalidad. Pero para ello debes invertir tiempo y dedicación. En la vida no hay nada gratis: lo que sí hay son acciones que nos revierten mucho beneficio y acciones que nos roban mucha energía. Prepararte una simple verdura hervida para cenar puede provocar que a la hora acabes atacando el paquete de galletas o te comas una barra de chocolate. Porque tú, al igual que todo ser humano, quiere disfrutar o pasársela bien mientras realiza cualquier tarea.

Y cuidarse es una tarea, ¡no lo olvides! Una tarea que tenemos que hacer cada día de nuestra vida, con múltiples beneficios y muchas alegrías si la hacemos bien e invertimos tiempo en ello.

Alimentos que no le convienen a nuestro cuerpo pero que demanda nuestro corazón

Por último, me gustaría hablarte de algo muy importante en nutrición energética: la importancia de nutrir nuestro cuerpo emocional. A veces, por nuestra cultura, tradiciones, educación o relaciones emocionales, necesitamos comer alimentos o platos que la ciencia y la bioquímica nos dicen que no son muy saludables. Pero sé por experiencia personal y por los casos de mi consulta que prohibirlos provoca que los deseemos más y que acumulemos un sentimiento de insatisfacción enorme en la tarea del autocuidado diario. Hacer esto es lo que provoca los atracones, las comidas compulsivas o los excesos alimentarios a solas o en eventos sociales. Arreglar esto a nivel energético es mucho más costoso que permitir que a diario o semanalmente introduzcamos algún alimento o plato no tan saludable.

> Vale más de vez en cuando un poco de toxicidad
> que un atiborramiento al mes de cianuro: lo primero
> lo podemos drenar, lo segundo nos puede matar.

Te digo esto porque la comida es muy emocional y cada día necesitamos sentirnos bien, ¡no solo el fin de semana! No tiene ningún sentido cuidarnos en extremo de lunes a viernes y pasarnos el fin de semana atiborrándonos de veneno. El desgaste energético que supone esto para el organismo es enorme y uno de los principales motivos de desvitalización actual.

> Ser un santo de lunes a jueves y un demonio
> de viernes a domingo se acaba traduciendo
> en cansancio crónico. Uno debe ser fiel devoto a su salud
> y a su bienestar de lunes a domingo y esto solo es posible
> si trasgredimos con conocimiento, medida y amor.

Yo ya sé que los nuggets de pollo caseros con bechamel de harina de trigo, leche de vaca y jamón, fritos con aceite de oliva y bien tostaditos, no son lo más saludable del mundo. Hay miles de dietistas como yo que cada día se encargan de que no lo olvidemos. Pero comérmelos una vez al mes hace que me acuerde de mi abuela y de mi madre y que los disfrute bocado a bocado, aunque solo me coma cuatro para cenar. Tengo claro que no voy a dejar de comerlos, porque hacerlo me ayuda a comerme un plato de puré de brócoli un jueves por la noche cuando el agotamiento de la semana ya es sublime. ¿Entiendes por dónde voy? El chocolate tampoco lo perdono: mi abuela era muy chocolatera y una gran pastelera. Acabar la cena con un trocito de chocolate del 70-80% redondea mi día y evita que desee atracarme de pasteles, cruasanes o bombones el fin de semana.

*Cada persona tiene sus alimentos o platos
fetiche, aquellos que la transportan a un universo
de bienestar o la conectan con un ser querido que ya no está
o la unen a unas tradiciones o la enraízan a una familia...
Quitarle eso es quitarle un trozo de vitalidad.*

También somos nuestras raíces, nuestros antepasados, nuestra cultura y la comida es la máxima expresión de celebración. Quitarnos la comida es quitarnos la vida. El arte culinario consiste en colocar estos platos emocionales dentro de nuestro día, semana, mes o anualidad para que la dosis controle el veneno. Este apartado es clave para la salud plena. Te aseguro que el motivo por el que más fallan los planes de salud y nutrición en consulta es porque los dietistas no tienen esto en cuenta.

*En el camino de la salud, cada persona camina a su ritmo.
Lo importante es estar en él, no abandonarlo e ir avanzando
según puedas o te deja la vida.*

Algunos de los alimentos trasgresores que más me citan en consulta son el chocolate con leche, los nuggets, las empanadas, un sándwich de lomo con queso, la *pizza* casera con todo su gluten y queso, una copa de buen vino o cava, unos choricitos a la sidra, unos callos, una moronga de cebolla frita, unas chuletitas de cordero a la brasa, una buena paella bien sustanciosa, un cordero al horno con sus patatitas bien crujientes, unos canelones, una tarta de cumpleaños casera de crema y chocolate, un buen turrón de yema con mucha azúcar quemada, un flan de huevo…

Como puedes ver, todo esto forma parte de la cocina tradicional. El mayor problema es la elaboración industrializada de todo lo citado. Pero, de verdad, si lo elaboras en casa escogiendo materia prima de buena calidad, comer de vez en cuando algunos de estos platos o alimentos emocionales en pequeña cantidad no tan solo no te va a enfermar, sino que va a mejorar tu bienestar. Ojo: esto puede realizarse si estás sano y no tienes ningún desequilibrio de salud o de energía que requiera que, por el momento, tu alimentación tenga que ser dietoterapia pura. Entonces debemos entender que la comida es tu medicina y que tiene un propósito:

mejorar lo que se ha desequilibrado. Luego, cuando todo vuelva a la normalidad, podremos poner estas chispas de bienestar en tu alimentación.

Recuerda: calidad, poca cantidad y bien repartido
en tu menú saludable. Así sí se puede.

Menú energético para recargar tu vitalidad

	LUNES	MARTES	MIÉRCOLES	JUEVES	VIERNES	SÁBADO	DOMINGO
Desayuno							
Comida							
Bebidas							
Cena							
Qué voy a preparar hoy							

3. EL MOVIMIENTO

En cada paso la vida se renueva,
las emociones que danzan se elevan,
dejar fluir la energía nos libera.

No me cansaré de decir que una de las mejores bases para tener energía es moverla. Somos seres humanos hechos y pensados para movernos. El sedentarismo es uno de los principales males del siglo XXI, el que más nos está enfermando junto con una alimentación desnaturalizada llena de ultraprocesados. No hay mejor o peor movimiento. Como estamos en la sociedad de las tendencias, el deporte no escapa a ello. No es mejor el HIIT o el entrenamiento de fuerza que el pilates o que el yoga o que pasear a diario. Todo es complementario.

Lo que sí va a mejorar tu salud es que te muevas y que ese movimiento vaya acorde a como tú eres.

Factores como la edad, el tiempo del que dispones, el momento del día en que puedes moverte, cómo están tus músculos y articulaciones y tus preferencias de ejercicio son claves para que no te lesiones, disfrutes moviéndote y puedas mantener el movimiento en el tiempo.

A veces se nos olvida que lo mejor puede no ser lo adecuado en ese momento.

Crear la tabla de ejercicios perfecta para una persona sin tener en cuenta todo lo que rodea su vida tiene muchos números de que no se cumpla y cree sensación de fracaso en la persona. Hazlo fácil: empieza por moverte todo lo que puedas dentro de la cotidianidad. Se nos olvida que utilizar la aspiradora, barrer, trapear el suelo, limpiar cristales, agacharnos para limpiar a fondo un inodoro en cuclillas o elevar bien los brazos para sacar el polvo del altillo de los roperos pueden ser ejercicios maravillosos que activan nuestros músculos y estiran nuestras vértebras. Yo cada día dedico treinta minutos a hacer ejercicios de limpieza doméstica antes de sentarme frente a la computadora. Te aseguro que se nota un montón porque, además de mover el cuerpo, entras en calor y tienes la casa limpia y recogida.

Ya fuera de la cotidianidad, puedes continuar poniéndote unos buenos tenis e intentar ir a todos los sitios: al trabajo, a los mandados, a recoger niños, etc. Caminar a diario es básico para mantener la detoxificación celular de nuestro cuerpo y la energía en movimiento. Que es cuesta arriba, que el camino no es muy bonito, que sudo… Puedes poner mil escusas. Solo cuando estés realmente preparada para mejorar tu salud, lo harás. Analiza realmente por qué no quieres hacerlo y haz una lista de todas aquellas cosas que mejorarían en tu vida si lo hicieras.

Aquí refiero algunos de los beneficios de caminar regularmente:

- Ayuda a fortalecer el corazón y a mejorar la circulación sanguínea.
- Aumenta la capacidad pulmonar, reduce la presión arterial y disminuye el riesgo de enfermedades cardiacas, como la hipertensión y el colesterol alto.
- Es una forma efectiva de quemar calorías y mantener un peso saludable, además de acelerar el metabolismo.
- Fortalece los músculos y estimula la densidad ósea, ayudando a prevenir la osteoporosis y otras enfermedades relacionadas.
- Mejora la salud mental y emocional. El ejercicio físico libera endorfinas, neurotransmisores que generan sensaciones de bienestar y felicidad. Caminar a diario ayuda a reducir el estrés, la ansiedad y la depresión, mejorando el estado de ánimo y promoviendo una mayor claridad mental.
- Aumenta la energía y la vitalidad. A medida que crece la actividad física, el cuerpo se vuelve más eficiente en el uso de oxígeno y nutrientes, lo que se traduce en una sensación general de mayor energía y vitalidad en el día a día.

Tú decides. Empieza poco a poco, pero no pares.

Ahora que ya hemos aclarado que el propósito es moverse y que hay que adaptar el ejercicio a todas tus características y circunstancias, vamos a explicar los beneficios del movimiento según la MTC.

- Promueve el flujo de energía: recuerda que, según la MTC, el cuerpo humano está atravesado por canales de energía llamados meridianos. El ejercicio físico estimula la circulación del *chi*, ayudando a prevenir bloqueos y fortaleciendo el sistema inmunológico.
- Equilibra el yin y el yang del cuerpo: refuerza la armonía entre las dualidades de la vida, como la actividad y el descanso, la fuerza y la flexibilidad, la alegría y la calma...

- **Fortalece los órganos internos:** el ejercicio físico apropiado puede fortalecer los órganos y equilibrar las emociones asociadas a cada uno, mejorando así la salud general.
- **Mejora la función respiratoria:** la práctica de ejercicios que involucran la respiración consciente, como el taichí o el *qigong*, fortalece los pulmones y mejora la capacidad respiratoria. Una respiración adecuada es esencial para la salud, de acuerdo con la MTC, ya que el *chi* se considera inseparable de la respiración.
- **Estimula la circulación sanguínea:** el movimiento físico activo a través del ejercicio ayuda a estimular la circulación sanguínea y el flujo de líquidos corporales. Esto contribuye a la eliminación de toxinas y a la nutrición de los tejidos, promoviendo una mejor salud en general y más vitalidad.

Aquí menciono algunos tipos de ejercicios recomendados, según la MTC:

- **Taichí:** una antigua práctica china que combina movimientos suaves y fluidos con la atención plena y la respiración profunda. Es considerado un ejercicio completo para la mente y el cuerpo, promoviendo la armonía y la relajación.
- **Qigong:** similar al taichí, el *qigong* se enfoca en la coordinación de la respiración, el movimiento y la conciencia. Incluye ejercicios de respiración, posturas estáticas y movimientos suaves, con el objetivo de equilibrar la energía y promover la salud.
- **Ejercicios aeróbicos leves** como caminar, nadar o practicar yoga. Estos ejercicios mejoran la circulación de *chi* y la vitalidad general.
- **Ejercicios específicos para activar los órganos:** la MTC señala algunos ejercicios específicos para trabajar los principales órganos. El ejercicio de abrazar el árbol de *qigong* para fortalecer los pulmones; el ejercicio de repartir las crines del caballo del taichí para expandir el hígado; el ejercicio de perro bocabajo del yoga para tonificar el sistema digestivo; y los ejercicios de sentadillas para fortalecer la zona lumbar y los riñones.

Para la medicina tradicional china, el movimiento no puede estar desconectado de la respiración. Respirar bien y conscientemente es una manera maravillosa de mover el *chi*, la energía interna. De hecho, la respiración es uno de los principales movimientos que hacemos a diario de manera inconsciente. Por ello, aprender a respirar adecuadamente y hacerlo con consciencia es una de las maneras más fáciles de activar la energía, promover la limpieza del cuerpo y evitar el estancamiento de la toxicidad. Intenta dedicar unos cinco minutos diarios a fijarte en tu respiración, inhalando por la nariz y exhalando por la boca. Te sorprenderás de los resultados.

Esta filosofía oriental está tan involucrada en el movimiento interior y exterior del cuerpo que ha ideado ejercicios y posturas para que todo el organismo se mueva y así mantenerlo sano, vital y armónico. Como la base de esta filosofía es la observación de la naturaleza y la experimentación propia, sus maestros fueron los animales. Si nos fijamos en cómo se mueven y estiran todos estos seres vivos a diario, veremos lo desconectados que estamos de nosotros mismos.

Para recuperar la vitalidad es imprescindible moverse.
De la manera que sea, pero moverse.

Otra manera de ayudarnos a mover la energía del cuerpo que seguramente nos gusta más son los masajes: cualquier tipo de masaje mueve la energía estancada del cuerpo y libera tensiones. Te recomiendo que vayas a recibir un masaje o te hagas un automasaje en manos o cara una vez a la semana. Verás cómo este ritual cambia tu energía.

La necesidad de eliminar las toxinas del cuerpo

La eliminación de toxinas del cuerpo es fundamental para mantener una buena salud y una buena energía. El cuerpo humano está expuesto a diferentes tipos de toxinas, que pueden ser producidas de manera endógena (por ejemplo, a través del metabolismo) o exógena (por ejemplo, por la exposición a contaminantes ambientales, alimentación, cosmética…). Estas toxinas pueden acumularse en los tejidos y órganos del cuerpo, lo que puede afectar negativamente a la salud, aumentar el riesgo de desarrollar enfermedades y consumir más energía de la que quisiéramos.

Para fomentar la eliminación de estas toxinas del cuerpo, es importante llevar un estilo de vida saludable, que incluya una dieta equilibrada y ajustada a ti, que active la detoxificación de los órganos, así como ejercicio regular que induzca al movimiento y descanso adecuado para regenerar tejidos.

Lo que se estanca, se pudre.

¿Qué órganos se encargan de eliminar las toxinas? El cuerpo tiene varios órganos que trabajan juntos para eliminar las toxinas:

- El **hígado** es el principal órgano encargado de desintoxicar el cuerpo. El hígado procesa las toxinas y las convierte en compuestos menos tóxicos que pueden ser eliminados del cuerpo. Detoxificar el organismo es clave y los alimentos y plantas amargas nos pueden ayudar a ello (puedes revisar la tabla de los alimentos amargos). También existen algunos alimentos ricos en glutatión, como los espárragos o los aguacates, que aparecen en primavera, los cuales nos van a ayudar a esta detoxificación, ya que el glutatión es un antioxidante que ayuda a neutralizar y eliminar sustancias tóxicas del organismo. Recuerda que las verduras verdes son las grandes amigas del hígado y que no pueden faltar en tu alimentación diaria. Lo único que tienes que hacer es elegir las de temporada y cocinarlas de acuerdo con lo que tu cuerpo necesite en cada momento.

- Los **riñones** filtran los productos de desecho y los líquidos del cuerpo, eliminándolos a través de la orina. La orina debe ser clara y no oler: este es un indicativo de que el cuerpo está en orden. Cuando la orina está muy oscura o huele mal, tenemos que beber más agua para provocar así la diuresis y eliminar más. Los alimentos que estimulan el buen funcionamiento de los riñones son los *azukis*. Comerlos cocinados o comer solo su caldo de cocción si no puedes consumir legumbres va a ayudarte a mejorar tu calidad renal y tu diuresis.

- Los **intestinos** eliminan los desechos y las toxinas del cuerpo a través de las heces. Defecar cada día es clave para mantener el cuerpo vital. La toxicidad provocada por el estreñimiento nos provoca mucho cansancio. Los alimentos estrella que van a ayudarte a mantener un intestino en movimiento son las verduras, las semillas, los cereales integrales y las legumbres. Su componente estrella es la fibra. Recuerda elegir siempre los de temporada, los que te sienten mejor, y cocinar algunos en formato almidón resistente. Comer alguna de esta fibra en forma de probiótico, como el chucrut o el *kimchi*, también va a favorecer que mejores tu tránsito intestinal. ¡Ah! Y si eres de metabolismo yin, recuerda no comer muchos alimentos frescos para no apagar el fuego digestivo y andar mucho para activar el complejo motor migratorio que nos ayudará a defecar mejor.
- Los **pulmones** eliminan las toxinas del aire que respiramos. Respirar bien es imprescindible para eliminar los gases tóxicos que fabrica nuestro organismo. Nadie nos ha enseñado a respirar correctamente: postura erguida, hombros atrás, mentón ligeramente caído, ojos cerrados y concentración plena en inspirar por la nariz y espirar por la boca. Dedicar diez minutos al día a esto ya es un gran comienzo, que va a cargarte de energía cuando lo necesites.
- La **piel** también es un órgano importante al hablar de depuración de toxinas, ya que elimina los productos de desecho a través del sudor. La sauna y la provocación de la sudoración son tratamientos maravillosos para provocar la revitalización del organismo.

Ahora que ya los hemos citado todos, concéntrate en intentar no dañarlos para que hagan su función correctamente cada día. Si ellos te sacan la basura, tú tendrás más vitalidad.

La importancia de mover las emociones: la risa y el llanto

La medicina tradicional china considera que las emociones desempeñan un papel crucial en nuestra salud y bienestar. Según esta perspectiva, las emociones están estrechamente relacionadas con nuestros órganos internos y su correcto funcionamiento. Cuando las emociones se desequilibran o se reprimen, pueden afectar negativamente a nuestra salud física y mental, y provocarnos una desvitalización desmedida.

Una de las formas de mover y equilibrar las emociones en nuestro cuerpo es a través de la expresión emocional. La risa y el llanto son dos expresiones emocionales que pueden ser altamente terapéuticas y proporcionar un alivio emocional significativo. A continuación, exploraremos la importancia de mover las emociones y cómo reír y llorar nos pueden ayudar en este proceso.

La risa es un poderoso antídoto emocional que puede liberar el estrés acumulado en nuestro cuerpo. Cuando reímos, se liberan endorfinas, las llamadas «hormonas de la felicidad», que tienen un efecto positivo en nuestro estado de ánimo y bienestar general. La risa también aumenta el flujo sanguíneo y la circulación, lo que beneficia a nuestros órganos y sistemas internos. La risa mueve la energía. Además, puede ayudar a reducir los niveles de cortisol, la hormona del estrés, y promover un sistema inmunológico más fuerte. Al reír, también liberamos tensiones musculares y mentales, lo que puede mejorar la calidad del sueño, aliviar el dolor y fortalecer nuestra capacidad para afrontar el estrés diario.

Por otro lado, el llanto también desempeña un papel importante en el proceso de liberación emocional. A través de las lágrimas, liberamos emociones acumuladas, tristeza, frustración o incluso alegría intensa. Llorar puede ayudarnos a aliviar la tensión emocional, permitirnos procesar experiencias difíciles y promover una sensación de alivio y renovación.

¿Recuerdas que hemos afirmado que la medicina china considera que cada emoción está asociada con un órgano en particular? Por ejemplo, la alegría se asocia con el corazón, la tristeza con los pulmones, la ira con el hígado, el miedo con los riñones y la preocupación con el bazo. Cuando las emociones se bloquean o se reprimen, pueden afectar negativamente la función de estos órganos, lo que puede dar lugar a desequilibrios y enfermedades. Por lo tanto, permitirse reír y llorar de forma natural y sin restricciones es esencial para mantener un equilibrio emocional y promover una buena salud en general. No debemos temer expresar nuestras emociones, ya que son una parte fundamental de nuestra experiencia humana.

Reír y llorar mueve nuestra energía emocional y la renueva.

Existen diversas formas de fomentar la risa y el llanto de manera consciente: ver una película divertida, pasar tiempo con amigos y seres queridos, practicar actividades creativas, como el arte o la danza, o incluso buscar el apoyo de profesionales.

En conclusión, mover las emociones en nuestro cuerpo es esencial para mantener un equilibrio emocional, promover una buena salud y sentirnos vitales. La risa y el llanto son herramientas poderosas que nos permiten liberar tensiones emocionales acumuladas, aliviar el estrés y fortalecer la conexión con nosotros mismos. Así que, ¡permítete reír y llorar sin restricciones y descubre los beneficios transformadores que pueden tener en tu vida!

4. EL DESCANSO

Descansar la mente, descansar el cuerpo y
alargar el tiempo que dedicamos a lo cotidiano,
saboreando la vida a cada instante, nos recarga de energía.

La meditación: la regeneración de la mente

En un mundo acelerado y lleno de distracciones constantes, es crucial encontrar tiempo para regenerar y revitalizar nuestra mente. La meditación se ha convertido en una práctica cada vez más popular y reconocida por sus beneficios para la salud mental y emocional. A través de la meditación, podemos calmar la mente, cultivar la atención plena y acceder a un estado de calma y equilibrio interno imprescindible para sentirnos vitales.

La meditación es una técnica ancestral que ha sido practicada durante siglos en diferentes tradiciones y culturas de todo el mundo. Consiste en sentarse en silencio, centrar la atención en la respiración o en un mantra y permitir que los pensamientos fluyan sin juzgarlos ni aferrarse a ellos.

Uno de los principales beneficios de la meditación es su capacidad para reducir el estrés y la ansiedad. A medida que nos sumergimos en la práctica meditativa, nuestra respiración se vuelve más profunda y calmada, lo que envía señales al sistema nervioso para que se relaje. Esto ayuda a disminuir la producción de hormonas del estrés, como el cortisol, y promueve la liberación de endorfinas, los neurotransmisores del bienestar. Además, la meditación nos permite entrenar nuestra mente para ser conscientes del momento presente.

La felicidad solo se encuentra en el aquí y ahora.
Para poder sentirla, debes poder parar
y tener una mente limpia de distracciones.

A menudo, nuestras mentes están ocupadas con preocupaciones futuras o remordimientos del pasado que nos impiden disfrutar plenamente del momento presente, lo que provoca en nosotros un desgaste energético continuo que nos deja agotados. Se dice que, al practicar la meditación regularmente, aprendemos a dejar de lado los pensamientos y preocupaciones que nos distraen y nos conectamos con la experiencia directa del aquí y ahora. Esto nos ayuda a cultivar una mayor claridad mental, concentración y consciencia en nuestras tareas diarias, lo que permite optimizar al máximo nuestra energía.

Si te soy honesta, yo todavía no he podido meditar tal y como se explica que se debe hacer más de cinco minutos seguidos. Pero medito a mi forma cada día.

Mi manera de meditar es centrarme en una sola cosa y poner toda la atención en ella. Hay dos actos de mi cotidianidad que consiguen atraparme en la máxima concentración: cantar mientras bailo y cocinar. Tal cual. Cuando tengo la mente saturada, pongo la lista de reproducción de mis canciones ochenteras y puedo estar hasta treinta minutos bailando y cantando sin parar y sin pensar en ninguna otra cosa. Lo mismo me pasa si me centro en preparar un plato delicioso con esmero: me sumerjo tanto en la creatividad y preparación de la receta que me olvido de todo lo demás. Para mí, esto es meditar porque libero mi mente de muchos pensamientos y, cuando acabo, me siento mentalmente recargada.

A veces, debido a nuestro ritmo de vida, constitución o tiempo del que disponemos, nos resulta difícil realizar acciones que sabemos, por ciencia, que son beneficiosas para nuestra salud. Mientras tanto, intenta buscar aquello que te permita limpiar la mente, que te la oxigene, que te la recargue, aunque no se llame propiamente meditar. Lo importante es empezar a recorrer el camino de la salud.

El descanso físico nocturno y diurno

La mayoría de las personas necesitan dormir ocho horas o más para poder sobrellevar la alta actividad física y mental que soportamos en nuestro día a día. Yo siempre les digo a mis pacientes que nos han engañado, que eso que se afirma ahora de que es suficiente con dormir siete horas es para hacernos más productivos o para que no nos sintamos tan mal si no podemos descansar más.

> El descanso nocturno también debe adaptarse a la persona y a la estacionalidad. Por ejemplo, no necesitamos dormir lo mismo en invierno que en verano.

Para tener energía es imprescindible haber dormido bien porque durante el descanso nocturno es cuando reparamos y regeneramos nuestro organismo. Según la medicina tradicional china, el cuerpo humano sigue un ritmo natural conocido como reloj circadiano, que se basa en los principios del yin y el yang. El yin representa la tranquilidad y la oscuridad, mientras que el yang representa la actividad y la luz. Para aprovechar al máximo nuestro descanso nocturno, es recomendable acostarse temprano y seguir el ritmo natural del yin. Idealmente, la MTC sugiere que debemos irnos a dormir alrededor de las diez. Esto se debe a que el cuerpo alcanza su estado de máxima calma y tranquilidad entre las nueve y las once, lo que permite una transición más suave hacia el sueño profundo. Irse a dormir temprano también ayuda a aprovechar los beneficios reparadores del sueño previo a la medianoche, cuando la energía yin es más fuerte.

Sin embargo, es importante tener en cuenta que la calidad del sueño es tan importante como la cantidad. La MTC destaca la importancia de dormir sin interrupciones y despertar sintiéndose renovado y descansado. Si alguien duerme ocho horas, pero se levanta frecuentemente durante la noche o se siente agotado al despertar, es posible que no esté obteniendo un sueño de calidad.

Algunos consejos para mejorar el descanso nocturno son:

- Cena dos horas antes de irte a la cama alimentos ligeros y poca cantidad.
- Intenta no beber nada antes de acostarte para evitar levantarte a orinar durante la noche.
- Establece una rutina: intenta acostarte y levantarte a la misma hora todos los días para seguir un ritmo natural y ayudar a tu cuerpo a regular el sueño.
- Crea un ambiente propicio para el sueño: asegúrate de que tu habitación esté oscura, tranquila y a una temperatura adecuada para promover un sueño reparador (a 18-22 °C).
- Evita tomar estimulantes antes de acostarte, como las infusiones estimulantes (canela, jengibre, teína, cafeína...) o el azúcar.
- Evita usar dispositivos electrónicos antes de dormir.
- Si lees en la cama, que sean lecturas inspiradoras y usando luz naranja.

Además del descanso nocturno debemos promover pequeños momentos de descanso diurno que nos ayuden a hacer una recarga de energía, ya que nuestro cuerpo tiene fluctuaciones de energía durante el día. La siesta es un recurso terapéutico ideal para recargar energía. No hace falta que sea muy larga: con veinte minutos ya experimentamos una gran recarga energética que nos puede ayudar a sobrellevar mejor la tarde.

Mindfulness: saborear la vida a cada instante

Vivimos tan rápido que acabamos sintiendo cómo la vida nos vive en vez de vivirla. Creemos que ir más rápido nos llevará lejos, que hacer más nos garantizará conseguir lo mejor y que acumular cosas nos dará abundancia. Nada más lejos de la realidad. El arte de vivir con energía se consigue apreciando los pequeños detalles con tiempo y en silencio. Mediante la observación nos recargamos de energía.

El *mindfulness*, también conocido como «atención plena», es una práctica que ha ganado popularidad en todo el mundo debido a sus numerosos beneficios para la salud mental y emocional. Desde la perspectiva de la medicina tradicional china, el *mindfulness* es una herramienta poderosa que ayuda a equilibrar la energía vital, el *chi*, y promueve la armonía entre la mente y el cuerpo. Se trata de estar conscientemente presentes en cada experiencia, ya sea comer, caminar, meditar o realizar cualquier actividad diaria. Al entrenar la mente para centrarse en el presente, el *mindfulness* nos libera de la rumiación del pasado o la preocupación por el futuro, permitiéndonos encontrar una mayor calma y claridad mental. Centrarnos en el aquí y ahora nos ayuda a ahorrar un montón de energía y, a la vez, a recargarnos de la energía de la observación.

Te propongo un simple ejercicio de atención plena aplicado a la alimentación: prepárate el plato que más te guste y organiza una buena presentación en una mesa cuidada. Siéntate, observa cada detalle de su composición, acércate y huele sus aromas. Ahora, toma una pequeña porción e introdúcela en tu boca. Siente su textura, su temperatura; mueve ese bocado para que cada papila gustativa de tu lengua pueda sentir sus sabores. Cierra los ojos, siente sus sabores, mastica, mastica, mastica, mueve de nuevo el alimento dentro de tu boca y vuelve a sentir sus sabores. Agradécelo e introdúcelo hacia tu interior.

5. LAS RELACIONES

> Las personas, espacios y alimentos
> te inspiran y te nutren o te agotan.
> Elige sabiamente.

La relación con el entorno: la conexión con la naturaleza

La naturaleza es un recurso vital para la salud y el bienestar humano. Desde tiempos inmemoriales, los seres humanos han dependido de ella para su supervivencia y han encontrado en ella una fuente de alimento, energía y curación. Sin embargo, en la actualidad, la mayoría de las personas vivimos en ciudades y pasamos la mayor parte de nuestro tiempo en ambientes cerrados, lo que puede tener un impacto negativo en nuestra salud y en nuestra vitalidad.

Estar en contacto con la naturaleza puede tener numerosos beneficios para la salud y el bienestar humano. Diversos estudios demostraron que pasar tiempo en la naturaleza puede reducir el estrés, la ansiedad y la depresión, mejorar la memoria y la concentración, aumentar la creatividad, mejorar la calidad del sueño, aumentar la capacidad pulmonar, mejorar la salud y, sobre todo, recargar la vitalidad.

Sabemos que hay algunas sustancias beneficiosas que se encuentran en la naturaleza que pueden contribuir a todos estos maravillosos efectos positivos.

- Las fitoncidas son sustancias químicas que se encuentran en las plantas y árboles y que se liberan al aire cuando las hojas y las ramas se agitan. Estas sustancias tienen propiedades beneficiosas para los seres humanos. Algunos estudios demostraron que inhalar fitoncidas puede reducir los niveles de estrés, la presión arterial y la frecuencia cardiaca, y mejorar la función inmunológica.
- Los *Bacillus subtilis*, también conocidos como «viejos amigos», son microorganismos que se encuentran en el suelo y en el agua. Han evolucionado junto con los seres humanos y se sabe que tienen un efecto beneficioso en el sistema inmunológico y en la salud mental. Se ha demostrado que la exposición a estos microorganismos puede mejorar la función inmunológica y reducir los síntomas de ansiedad y depresión.
- La Tierra tiene su propio campo electromagnético, que se cree que tiene un efecto beneficioso en la salud humana. Se ha demostrado que la exposición a campos electromagnéticos terrestres puede reducir el dolor y la inflamación y mejorar la calidad del sueño y la función inmunológica.
- El agua es esencial para la vida y tiene numerosos beneficios para la salud. Sumergirse en el agua viva, la que está en movimiento, como en un río, lago o mar, puede tener un efecto relajante y rejuvenecedor en el cuerpo y la mente.
- Caminar descalzo sobre la hierba, la arena o la tierra puede tener numerosos beneficios para nuestra salud. Nos conecta con

La naturaleza es la mayor fuente de energía. Si vives en una ciudad, intenta rodearte de plantas en casa, pon aromatizadores con esencias de árboles mientras trabajas y acercarte a un parque o al mar unos minutos a diario. Reconectarnos con la energía de la naturaleza es esencial para renovar nuestro *chi* a diario.

Algo también muy importante y que se nos olvida es rodearnos en casa de elementos nobles de la naturaleza. Dormir en sábanas con tejidos naturales como el algodón, seda o lino; sentarte en sillas de madera; caminar sobre arcilla o madera; descansar en un sofá de algodón o lino; que te envuelva una pared de piedra o unas paredes pintadas con tintes naturales marcan una gran diferencia energética en tu salud. Huye de lo sintético y de los plásticos: son grandes ladrones de energía.

La relación conmigo mismo: la conexión con mi fuerza interna

La mayoría de las veces somos nuestro peor enemigo. Vivimos en una sociedad donde no se nos enseña a conocer nuestro cuerpo y menos a cuidarlo. Conocer el potencial que albergamos dentro es clave para poder activarlo cuando necesitamos recuperar salud. Todos tenemos una enorme fuerza curativa en nuestro interior, guiada por nuestra mente. Hay quienes deciden no conectar nunca con ellos mismos y viven muertos en vida. De seguro conoces a más de una persona que abandona su salud y su bienestar al destino, a su médico o a las propiedades de unas pastillas. Todo lo que estás leyendo en este libro no sirve de nada si no lo aplicas. La información sin acción no produce cambios.

Nuestra energía es sagrada; nuestra salud es nuestra gran responsabilidad. Vivir es lo más trabajoso que tiene la vida, sin esfuerzo y constancia solo vas a sobrevivir. Pero no te asustes, no es difícil: solo debes darle la importancia que requiere para dedicarle el tiempo que necesita.

Tu energía, tu salud, no se conserva sola. El mantenimiento es lo más importante, pero requiere de un tiempo diario. Piensa en tu casa. ¿Verdad que a diario dedicas unos minutos a ordenarla y a limpiarla, a la semana unas horas a limpiarla más a fondo y una vez al mes o al trimestre a hacer un orden, remplazo de cosas y limpieza más profunda? ¿Y verdad que esto te transmite armonía y bienestar? Lo mismo pasa con tu cuerpo, con tu energía: debes dedicarle tiempo cada día y más intensidad de vez en cuando.

Cuando conectas contigo, con tu valor, con la importancia del autocuidado, la energía fluye. Aprendes a conocer tus talones de Aquiles y a evitarlos y a potenciar aquellas fortalezas corporales que duplican tu energía. Todos tenemos una gran capacidad de autocuración y autorrecarga interna, pero si no nos conocemos, no sabremos cómo activarla.

Las relaciones sociales: cómo dar sin arruinarse

Otro gran elemento vitalizante son las relaciones sociales de calidad, nuestra tribu o grupo de confianza donde podemos ser nosotros mismos y recibir muestras de cariño, apoyo, agradecimiento y soporte cuando lo necesitemos. Pero existe otro lado no tan dulce de las relaciones sociales: las que nos demandan demasiado, las que nos exigen, las que nos roban energía.

A veces, estamos tan bajitos de energía que debemos protegernos. Que esto no te suene a ser egoísta. Es lo mismo que cuando te duele el cuello y te lloran los ojos y decides anular tu asistencia a una cena porque sabes que estás a punto de caer enfermo. Es autoprotección, es amor hacia ti y hacia los demás. Cuando uno está muy bajito de energía, no puede relacionarse con personas que van a demandarle mucho porque uno no puede dar lo que no tiene. El mejor acto de amor y sinceridad en estas ocasiones es ser honesto contigo mismo y con los demás y explicar que no estás en tu mejor momento para compartir, que necesitas recargarte.

Hay personas vitamina y hay ladrones energéticos. Cuando estás llena, te puedes permitir el lujo de estar con ambos. Cuando te falta energía, debes protegerte de los ladrones y acercarte a los que puedan recargarte. Los seres vivos tenemos dos frecuencias: la de recargar y la de compartir. Solo podemos compartir cuando tenemos las pilas cargadas; si no, caminamos mendigando energía. Saber en qué momento te encuentras o cómo funcionas es clave para sentirte vital y poder ofrecer lo mejor de ti a los que más quieres.

Nunca olvides que uno no puede dar lo que no tiene.

6. AYUDAS COMPLEMENTARIAS PARA ELEVAR LA VITALIDAD

Además de todo lo que te he contado, podemos ayudarnos con algunos alimentos que pueden ser una excelente opción para contrarrestar los síntomas del cansancio y aumentar nuestra vitalidad. ¡Ojo! Como vengo diciéndote, lo más importante para elevar tu vitalidad es adaptar tus hábitos de vida y alimentación saludable a como tú eres, es decir, los suplementos por si solos no te van a funcionar. Solo son una muleta, un apoyo en el que nos podemos sostener durante un tiempo mientras estamos equilibrando o mejorando nuestra salud a través de nuestros hábitos de vida.

**Lo que más va a mejorar tu salud, vitalidad o energía
es aquello que haces cada día.
Los suplementos son los andamios que nos sujetan
mientras estamos reparando nuestra casa.**

Entre los alimentos o complementos que podemos usar y que destacan por sus propiedades energizantes y revitalizantes se encuentran, entre otros, el polen, la maca, la jalea real, el alga espirulina, los hongos medicinales, el regaliz, el astrágalo y los frutos rojos de Goji. Estos ingredientes han sido utilizados en la medicina tradicional china durante siglos.

Veámoslos con más detalle:

- El **polen** es una sustancia recolectada por las abejas de las flores. Se considera un superalimento debido a sus propiedades revitalizantes y energéticas. En la MTC, se cree que el polen fortalece el *chi* (energía vital) y el *xué* (sangre), ayudando a aumentar la resistencia física y mental y a contrarrestar el cansancio.

- La **maca** es una planta nativa de los Andes, conocida por sus propiedades adaptógenas. La MTC considera que la maca fortalece el yang y aumenta la vitalidad.

- El **té de *jujube*** (dátiles chinos) se utiliza para fortalecer el bazo y el estómago, ya que se cree que ayuda a mejorar la digestión y aumentar la absorción de nutrientes. También se considera beneficioso para calmar la mente y promover un sueño reparador.

- La **jalea real** es una sustancia producida por las abejas obreras para alimentar a la abeja reina. Se utiliza como un tónico energizante y revitalizante y se cree que fortalece el *chi* y el *xué*, mejorando la vitalidad y aumentando la resistencia física.

- El **alga espirulina** es un superalimento con una alta concentración de nutrientes, incluyendo proteínas, vitaminas, minerales y antioxidantes. Se considera un alimento energético y revitalizante que fortalece el *chi* y el *xué*, mejora la resistencia física y mental y promueve la desintoxicación del cuerpo. Hay que tener cuidado en constituciones yin porque es muy fría.

- **Hongos medicinales**, como el *reishi (Ganoderma lucidum)*, el *Cordyceps* y el *shiitake (Lentinula edodes)*, se utilizan en la MTC para fortalecer el *chi*, aumentar la vitalidad y mejorar la función inmunológica. Estos hongos se pueden consumir en forma de extractos o polvos y el *shiitake* también en preparaciones culinarias.

- **Raíz de regaliz** (*Glycyrrhiza glabra*) se utiliza en la MTC para tonificar el *chi* y aumentar la energía. Tiene propiedades adaptógenas que ayudan al cuerpo a resistir el estrés y la fatiga. Sin embargo, es importante tener precaución con el consumo excesivo de regaliz, ya que puede elevar la presión arterial en algunas personas.

- Las **semillas de ajonjolí negro** se consideran un alimento energético en la MTC que se utiliza para tonificar el *xué* y fortalecer el *chi*. Se pueden agregar sin problemas a las comidas, moliéndolas previamente para aprovecharlas mejor.

- El **espino blanco** (*Crataegus*) es una planta utilizada en la MTC para fortalecer el corazón y mejorar la circulación. Ayuda a reducir la fatiga, mejorar la resistencia física y calmar la mente. Se puede consumir en forma de té, cápsulas o extractos.

- Los **frutos rojos de Goji** (*Lycium barbarum*) son consideradas un superalimento en la MTC. Se utilizan para tonificar el hígado y los riñones, fortalecer el *chi* y aumentar la vitalidad. Se pueden comer frescas, secas o en forma de jugo.
- El **astrágalo** (*Astragalus membranaceus*) es una planta que se utiliza en la MTC para fortalecer el *chi* y aumentar la resistencia del cuerpo. Se cree que el astrágalo estimula el sistema inmunológico y promueve la salud en general. También se utiliza para aumentar la vitalidad y reducir la fatiga.
- *Ginseng* (*Panax ginseng*) es una raíz utilizada en la MTC por sus propiedades estimulantes y revitalizantes. Se cree que fortalece el *chi*, aumenta la resistencia física y mental y mejora la concentración. Ojo: hay que tener cuidado en constituciones yang porque es de naturaleza caliente.

Para saber las dosis y cuáles son los más adecuados para ti, lo mejor es que acudas a un buen profesional de la salud para que te oriente adecuadamente.

5

Mi método: cómo elevar la energía en una sociedad moderna

1. A QUIÉN HAY QUE ALIMENTAR: IDENTIFICA QUIÉN ERES Y CUÁL ES TU TALÓN DE AQUILES

Ahora que ya hemos hablado a fondo sobre la constitución y la condición, debes entender que cualquier tipo de alimentación o estilo de vida que escojas que no apoye o favorezca tus características constitucionales va a promover que pierdas más energía de la que deberías por el solo hecho de mantenerte vivo a diario. Sé que esto puede sonar muy radical, pero te aseguro que no hay nada que te haga perder más vitalidad que ir en contra de tu naturaleza intrínseca. Sin embargo, ahora más que nunca sabemos que el ser humano es altamente moldeable y que células que pensábamos que no se regeneraban sí pueden hacerlo: por lo tanto, tengo fe en que todo se puede mejorar. Por ello, mi fin último es que aprendas a mejorar y optimizar todo tu ser, pero sin perder de vista nunca tu tendencia, porque esta es la base que va a marcar el ritmo al que puedes moverte.

Para poder avanzar, es imprescindible que sepas qué constitución tienes y en qué condición te encuentras ahora mismo. Si todavía no lo sabes, realiza los ejercicios del capítulo 3, «Preparar el camino para elevar la vitalidad». Una vez lo tengas claro, estarás preparado para continuar.

YO CREÍA QUE ERA...	MI CONSTITUCIÓN ES...	MI CONDICIÓN ES...

Ahora analiza de qué sueles enfermar, qué órgano, parte del cuerpo o emoción es la primera que te avisa cuando algo va mal o te excedes. También piensa en qué momentos te suele pasar y si has percibido algún truco para mejorarlo rápidamente.

LAS DOLENCIAS QUE SUELO TENER SON (MIS TALONES DE AQUILES)...	ME SUELE PASAR CUANDO...	SE ME PASA SI HAGO...

A continuación, reflexiona sobre tu estilo de vida: a qué te dedicas, cuánta energía te exige tu trabajo a diario, dónde vives, cuánto tiempo pasas en casa y cuánto en la naturaleza… Una vez lo tengas claro, completa esta tabla para plasmar en ella tu realidad, que será la que te dirá la condición actual en la que te sitúas ahora.

	ACTUALMENTE...	PERO QUIERO...
Te dedicas a...		
Escribe del 1 al 10 el grado de satisfacción que te aporta tu trabajo		
Tu trabajo te exige (horas, esfuerzo...)		
Vives en...		
En la naturaleza pasas... (un rato cada día, una vez a la semana...)		
Sales de casa a las... (hora del día)		

	ACTUALMENTE...	PERO QUIERO...
Entras en casa a las... (hora del día)		
Duermes... (horas al día)		
Te acuestas a las... (hora del día)		
Te despiertas a las... (hora del día)		
¿Hijos? ¿Personas a cargo? Dependencia de estas personas hacia ti		
¿Cómo pasas los fines de semana?		
¿Cuánto tiempo dedicas cada día solo a ti?		
¿Qué ejercicio realizas cada día? (Vale todo: limpiar, caminar...)		
¿Qué haces cuando te sientes estresada?		
Define tu grado de cansancio del 1 al 10		
¿Qué haces para mejorar tu cansancio?		
¿Cómo te encuentras en casa?		
¿Cuántas plantas tienes en tu hogar?		
¿A qué hora desayunas?		
¿Qué sueles desayunar?		
¿Comes entre horas? ¿Por qué motivo lo haces?		
¿A qué hora comes?		
¿Qué comes al mediodía?		
¿Te preparas tú las comidas?		

	ACTUALMENTE...	PERO QUIERO...
¿Por qué motivo comes lo que comes?		
¿A qué hora cenas? ¿Por qué motivo?		
¿Cuántas veces te ríes al día?		
¿Qué es lo que más te incomoda del día a día?		
¿Qué es lo que más te gusta de tu día a día?		
¿Qué alimentos fetiche comes a diario o semanalmente?		
Otras cosas que te gustaría comentar...		

2. PARA QUÉ QUIERES ALIMENTARTE: ENCUENTRA LAS NECESIDADES ENERGÉTICAS IDEALES PARA TU ESTILO DE VIDA

Ahora que ya sabes cómo eres genéticamente, cuáles son tus talones de Aquiles y cómo creas tu energía diaria con tus hábitos de vida, piensa en qué te gustaría mejorar, qué te gustaría sanar o qué te gustaría cambiar para poder tener más vitalidad. El motor que te va a ayudar a conseguirlo son tus fortalezas, por eso ahora vamos a hacer una lista de aquellas cosas que se te dan muy bien, que haces sin que te cueste esfuerzo y que disfrutas haciendo. Pueden ser verbos, frases, valores… Lo que sientas que debes escribir y que te ayude a ti a avanzar.

MIS FORTALEZAS SON...	LAS USO SIN PROBLEMAS CUANDO...	SE ME OLVIDA USARLAS CUANDO...

Ahora piensa detenidamente en cómo te gustaría ser. Usa una de tus fortalezas para llevarlo a cabo y escoge aquellas acciones o alimentos que pueden ayudarte a conseguirlo.

Te pongo un ejemplo de consulta.

Ana tiene 35 años y está cansada de tener malas digestiones: «Me gustaría dejar de tener digestiones pesadas; me siento muchas veces embotada digestivamente y esto me hace sentirme muy cansada». Una de las cualidades de Ana es que es muy buena observadora y aprecia estupendamente los detalles, entonces decide utilizar esa aptitud para analizar qué pasa los días en los que se siente más pesada digestivamente (qué alimentos escogió, cómo los preparó, qué mezclas hizo, si se trata de un día en el que tiene más tensión en el trabajo, si masticó bien, si comió despacio, etc. Ahora, con toda la información, se dio cuenta de que si come legumbres o sardinas el día en el que justo después tiene una reunión de trabajo, se va a sentir peor. Por lo tanto, como solución, Ana decide que los días así va a prepararse platos muy fáciles de digerir, como cremas de verduras con un poco de pescado blanco o carne blanca, un arroz con verduras o unas verduras salteadas al wok con omelet. Además, como sabe que lo más seguro es que le dé hambre por la tarde, cenará antes de lo acostumbrado, pero más completo.

Me centro en los ejemplos digestivos porque, como ya habrás comprobado, todo se gesta en nuestros intestinos. Si ellos están bien, será mucho más fácil que tú estés mejor.

Otro ejemplo de consulta.

Miriam tiene 53 años y le gustaría despertarse más descansada: «Creo que no duermo bien porque me cuesta arrancar por las mañanas, me falta vitalidad». Como es muy perfeccionista, va a utilizar esa cualidad para analizar paso a paso todo lo que hace desde que llega a casa hasta que se acuesta, a ver si descubre qué puede estar interfiriendo en su descanso: qué lee, qué ve en el televisor, qué come, cuánta cantidad, a qué hora… Con la información que reunió, se da cuenta de que en casa no se relaja: cuando llega, está pendiente de todos menos de sí misma. Además, va muy acelerada. Cena rápido y sin prestar mucha atención porque solo piensa en preparar el día siguiente. Así, Miriam decide bajar revoluciones y ser menos exigente consigo misma y con su familia. Dentro de lo que puede hacer ahora energética y económicamente, escoge ser más tolerante con el orden de la casa y con sus hijos y hablar relajadamente con ellos para ver cómo pueden ser más ordenados. Decide prepararse cremas de verduras con muchas semillas porque le gustan y la relajan mucho. Asimismo, va a adelantar la hora de la cena y se va a acostar con un libro de poesías inspiradoras y unas gotas de esencia de lavanda en la habitación.

Cada una decidió dar unos pasos hacia la mejora de su energía dentro de las posibilidades y recursos que tiene en el presente. A veces no podemos hacer todo lo que se puede hacer para mejorar un desequilibrio energético, porque nuestra situación personal o económica no lo puede sostener, pero siempre podemos hacer un poquito más para estar mejor. Observa, piensa con criterio de realidad y aplica algunas de las propuestas vitalizantes que hay en este libro. Paso a paso, seguramente mejorarás tu energía. Venga: ¡ve por ello!

Vale más un gramo de práctica que una tonelada de teoría.

Prueba, camina, insiste… y al final darás con ello. Los terapeutas podemos aportarte conocimiento y guiarte, pero el camino debes recorrerlo tú. Empieza apuntando qué te gustaría mejorar de tu vida porque ves que te quita mucha energía, qué talento o fortaleza vas a activar y qué recursos o herramientas vas a usar.

ME GUSTARÍA MEJORAR...	MI FORTALEZA PARA HACERLO ES...	Y LAS HERRAMIENTAS QUE VOY A USAR SON...

3. CON QUÉ ELIGES ALIMENTARTE: LOS VITALIZANTES QUE TE SUMAN

¡Estamos llegando al final! Sin embargo, para avanzar, es importante que hayas leído y comprendido el capítulo 4, «Las principales claves de la vitalidad». En este apartado tendrás que decidir qué alimentos, bebidas e ingredientes vas a consumir, en qué momentos del día y con qué cocciones. Asimismo, tendrás que reflexionar sobre tus horas de descanso y de ejercicio físico. Recuerda elegir siempre teniendo en cuenta tu condición actual y tu constitución. Si lo que desajustó tu energía recientemente son unos malos hábitos de vida, no adecuados a tu constitución, eso es lo que debes equilibrar para que vivir te cueste lo menos posible, energéticamente hablando.

Para ayudarte un poco, aquí te dejo un cuadro resumen de todo lo que hemos ido viendo, pero recuerda que tú eres el mejor investigador de tu vida: nadie mejor que tú sabe lo que te va bien o mal.

	MIS VITALIZANTES SI MI CONDICIÓN ES YIN	MIS VITALIZANTES SI MI CONDICIÓN ES YANG
Cereales	Arroz, trigo sarraceno, mijo (solo al mediodía y en poca cantidad si eres sedentario).	Quinoa, fideos soba, arroz basmati (en poca cantidad).
Legumbres	Lentejas rojas, *azukis*, lentejas pardinas (solo al mediodía en guisos largos y con muchos condimentos activantes del fuego digestivo).	Frijoles pintos, garbanzos, frijoles blancos... (en general, mejor solo al mediodía, sin picantes ni carnes ni embutidos y en formato humus, ensalada o hervidas con verduras).
Proteínas vegetales	*Tempe*, legumbres muy bien cocinadas.	Tofu, *tempe*, legumbres con muchas verduras o en ensalada.
Proteínas animales	Pescado blanco, pescado azul, carnes blancas, cefalópodos, camarones, bivalvos.	Pescado blanco y azul, cefalópodos (en cocciones suaves, en macerados o en papillote).

	MIS VITALIZANTES SI MI CONDICIÓN ES YIN	MIS VITALIZANTES SI MI CONDICIÓN ES YANG
Verduras verdes	Las de hojas amargas solo al mediodía. Las redondas, como brócoli, alcachofas, col…, cocinadas al mediodía y en puré por la noche.	Todas en ensalada o ligeramente hervidas y en abundancia por encima de las de raíz.
Verduras de raíz	Todas y en abundancia, en papillote, horno, crema… (siempre reposadas de un día para otro).	Todas, pero en especial betabel y zanahoria cruda.
Frutos secos y semillas	Todas las semillas tostadas y mejor molidas. Precaución con los frutos secos: observar y nunca para cenar.	Todos.
Bebidas	Infusiones calientes: jengibre, té chai, té macha, té de regaliz, té de cúrcuma, manzanilla. Agua al tiempo. Sopas.	Infusiones como hibisco, menta, té rojo, *kukicha*. Agua con limón, agua con menta. *Kombucha*. Licuados verdes.
Condimentos	Los calientes y picantes. Con precaución el limón y el vinagre, aunque son muy necesarios.	Los picantes frescos. Las hierbas aromáticas frescas. Limón, vinagre, perejil.
Fermentos	Chucrut, *miso*, *tamari*, *kimchi*, *kombucha* con precaución y nunca para cenar.	Chucrut, kéfir, yogur, *misos* de arroz o garbanzos, aceitunas, pepinillos.
Cocciones	A presión, estofado largo, al wok, frito, al horno, a la papillote, hervido, al vapor.	Al wok, a la papillote, macerado, escaldado, hervido.
Ejercicio diario	Ideal por las mañanas: pilates, yoga, fuerza, caminar.	A cualquier hora del día: zumba, CrossFit, caminar, fuerza.

	MIS VITALIZANTES SI MI CONDICIÓN ES YIN	MIS VITALIZANTES SI MI CONDICIÓN ES YANG
Hora de desayunar	De nueve a doce y abundante.	De diez a doce y liviano.
Hora de comer	De una a tres, sin mezclar mucho y sin quedar lleno.	De dos a tres.
Hora de cenar	De siete a ocho, muy liviano o no cenar.	De ocho a nueve, comedido y, si comes más, debes caminar después.
Mi plato medicina	Sopa de *miso*, caldo de pollo, sopa de lentejas rojas.	Ensalada de crudos abundante, gazpacho, compota de manzana.
Hora de ir a dormir	De las nueve a las once.	De las diez a las doce.
Horas de descanso que necesito	9 h.	7-8 h.
Ejemplos de remedios para los apuros	*Kuzu* con *umeboshi*.	Jugo de manzana natural.

Recuerda que tu constitución puede ser yin; pero, al llevar al límite tus hábitos de vida, puedes estar en una condición yang, donde te puedes sentir muy angustiada, con calor interno, pensamientos reiterativos, dificultad para conciliar el sueño, etc. En este caso, a través de la alimentación y hábitos de vida debes bajar las revoluciones y enfriar la mente y para ello te servirán los alimentos más yin con las cocciones más yin y los remedios más relajantes. Pero, ¡importante!, en cuanto empiecen a mejorar los síntomas, debes ir volviendo poco a poco a las recomendaciones que le van bien a tu constitución, para así poder manejar mejor tu energía. Nunca pierdas de vista que tu condición es cambiante: depende de lo que haces a diario, es decir, de tus hábitos de vida. En cambio, tu constitución es tu patrón genético, tu tendencia tanto para bien como para mal. Por ello, nos conviene cuidar lo bueno de nuestra constitución y mantener dormido lo no tan bueno.

4. CÓMO ALIMENTARTE: CREA TU PLAN PARA VITALIZARTE

Si llegaste hasta aquí, solo te queda crear tu plan personalizado para vitalizarte. Para establecer tus hábitos de vida ideales, haz uso de todo lo aprendido y añade los pequeños detalles especiales que necesites para no desmotivarte y que tu día a día sea mucho más placentero. No te olvides de reconocer aquellas cosas que haces a diario y que están impidiendo que avances.

Aquí te comparto algunas ideas sobre las que puedes trabajar con espacios para que los rellenes a tu gusto. Tú eres el mayor escultor de tu propia energía: la clave está en aprender a ahorrarla y a obtenerla de las fuentes apropiadas.

MIS RECURSOS ESPECIALES PARA MANTENER LA VITALIDAD	
Mi alimento fetiche de cada día es...	
Mis platos favoritos a incorporar en mi menú mensual son...	
Los alimentos que aún estoy consumiendo, aunque sé que no me hacen bien son...	
¿Cómo crees que será tu vida cuando dejes de comer los alimentos que no te hacen bien?	
¿Qué alimentos, bebidas o acciones podrían sustituirlos? ¿Cuándo darás el paso?	
Mi cena favorita es...	
Mi mejor cena si ceno tarde o no me encuentro bien es...	
Mi horario de mayor concentración laboral es...	
El ejercicio que activa mi energía es...	

MIS RECURSOS ESPECIALES PARA MANTENER LA VITALIDAD	
Me encanta conectar con la naturaleza haciendo...	
Mi momento diario para relajarme es...	
La terapia emocional que me va mejor para liberar emociones es...	

De seguro puedes añadir muchísimas cosas más a este listado para que te sumen calidad de vida y energía. Toma acción.

Ahora te toca a ti hacer el gran trabajo, tú puedes ser el escultor de tu propia vitalidad.

Espero que este libro te haya servido para creer un poquito más en ti y en tu gran poder para mejorar tu vitalidad sumando más vida a los años y no tan solo años a la vida. ¡Ve por ello!

Agradecimientos

Mi primer agradecimiento va para ti, por haber escogido este libro, por interesarte en mejorar tu salud y tu vitalidad. Espero que en él encuentres la inspiración y motivación que necesitas para caminar por el camino de la salud.

Sigo agradeciendo a mi esposo, Rodrigo, por introducirme en la medicina tradicional china. Sin tu apoyo incondicional y el hombro sobre el que tantas veces me he recostado cuando estaba exhausta, yo no sería la que soy ahora.

A mi hijo Víctor, por tus ánimos, tus enseñanzas, tu cariño y por ser el mayor premio a mi trabajo. Cada día sigue siendo un reto complacer a un adolescente sin salirme del camino de la salud.

A mis padres Albert y Lupe, por darme la vida y mis valores. A ti, mamá, por estar siempre dispuesta a ayudarme, por enseñarme el amor por la cocina y por tus deliciosas recetas.

A mi abuela María, que, aunque ya hace años que no está, la sigo extrañando mucho. Gracias por subirme siempre la autoestima y por enseñarme a hacer las cosas con cariño.

A mis hermanos, Jordi y Alba, que siempre me han apoyado en mi camino. A mi cuñada Rebeca, porque me apoyó mucho en la recta final de este libro.

A mi gran amiga Cristina, de Igualada, por ser mi persona vitamina, apoyar siempre mi trabajo y ser mi conejillo de Indias.

A mi Cristina de Madrid, por los cientos de calvarios que hemos recorrido con tus mágicas palabras de apoyo, gracias. A mi querida Blanca, la sabia: cada conversación fue una lección de sabiduría y cariño. A mi querida Mareva: tu entusiasmo siempre me ha ayudado a elevar mi energía.

A mis amigos Rubielanos (Cristina, Ana Eva, Carolina, Sole, Montse, Carmen, Antonio, Julio, Alejandro, Miguel Ángel, Franc, Fernando), por tantas nutritivas paellas juntos, por descubrirme las tradiciones culinarias rubielanas y por permitirme introducir mis buñuelos de lentejas rojas en los eventos. A las Polzetes (Carmen, Mari Carmen, Cristina, Esther, Vero y Sandra) y todas las nutritivas conversaciones que han enriquecido mi vida. A mi queridísima Ariadna: sin tu confianza y gran trabajo de comunicadora, este libro no habría sido posible. A mi editora, Leticia, y a Paula: mil gracias por toda la ayuda y confianza y los tés que hemos tomado juntas. Al mejor terapeuta del mundo, Emili Estivill: tu bondad y tus manos han equilibrado muchas veces mi energía.

A mi asistente de cocina, Alejandra: sin su paciencia y cariño, mis cursos presenciales de cocina energética no serían posibles, gracias.

A Miriam Fustero, por sus ideas, por su paciencia, por su maravilloso trabajo y por dejar la web y los cursos tan bonitos.

A Úrsula, por darme tantos consejos y ánimos en el transcurso de la escritura de este libro: ¡gracias!

A mi entrañable profesora de Filosofía, Antonia Navarro: gracias a ella empecé a creer en mí misma. A mi gran profesor de Medicina China y Naturopatía, Jordi Vicent: sin él no se hubieran despertado en mí las ganas de ser divulgadora de la salud. A mi querida Li Ping: ella me abrió las puertas de su casa para que impartiera formaciones y pasara consulta. Allí aprendí muchísimo: ¡gracias!

A mi admirada Olga Cuevas: su gran sentido común me ha atrapado siempre. Me siento tremendamente afortunada de haber sido tu alumna y de que hayas escrito el prólogo de este libro.

A mi queridísima Nazareth Castellanos, por tu gran generosidad y por creer en mí.

A otros grandes profesores que tuve el placer de disfrutar, como Francisco Varatojo, Patricia Restrepo, Montse Bradford, Montse Vallori, Marc Vergés, Yolanda García, Xevi Verdaguer, Pau Oller, Lucía Redondo, Anna Flores…

A todas las maravillosas mujeres que se cruzaron en mi camino profesional y personal y me dejaron una huella imborrable: Cindy, Mavi, Marta, Patricia, Lucía, María, Rosa, Gemma, Míriam, Inma, Elvira, Cèlia, Sílvia… (si te cruzaste en mi camino, estás seguro también aquí).

Y, sobre todo, a todas las maravillosas alumnas que han pasado por el Máster de Nutrición y Cocina Energética y a las pacientes que he atendido durante estos casi quince años. Gracias por su confianza y por pedir este libro. Por fin es ya una realidad.

Bibliografía

Arponen, Dra. Sari, *¡Es la microbiota, idiota!*, Alienta Editorial, 2021.

Beinfield, Harriet, *Entre el cielo y la tierra*, La Liebre de Marzo, 2013.

Bizcarra, Carmelo, *El arte de saber alimentarte*, Serendipity, 2012.

Castellanos, Nazareth, *Neurociencia del cuerpo*, Kairós, 2022.

Castelloti, Clara, *Fitoterapia energética*, Dilema editorial, 2013.

—, *El tao de la Nutrición*, Dilema Editorial, 2016.

—, *Medicina energética*, Dilema Editorial, 2019.

Colbin, Anne Marie, *El poder curativo de los alimentos*, Robinbook, 2014.

Chen, Dra. You-wa, *La diététique du yin et du yang*, Éditions Robert Laffont, 2020.

Chia, Mantak, *Sabiduría emocional*, Ediciones Obelisco, 2010.

Cuevas, Olga, *El equilibrio a través de la alimentación*, IFP Sanitario Roger de Lluria, 2007.

De la Puerta, M.ª Dolores, *Un intestino feliz*, HarperCollins, 2023.

Dransart, Philippe, *La enfermedad busca sanarse*, Luciérnaga, 2018.

Fernandez, Jana, *Aprende a descansar*, Plataforma Actual, 2021.

Hammer, Leon, *Psicología y medicina china*, La Liebre de Marzo, 2016.

Harris, Marvin, *Bueno para comer*, Alianza Editorial, 2011.

Holfort, Patrick, *Nutrición óptima para la mente*, Robinbook, 2005.

Kaptchuk, Ted J., *Medicina china una trama sin tejedor*, La Liebre de Marzo, 1995.

Le Van Quyen, Michel, *Cerebro y silencio*, Editorial Plataforma, 2019.

Lowen, Alexander, *La espiritualidad del cuerpo*, Ediciones Paidós Ibérica, 1993.

Maciocia, Giovanni, *Los fundamentos de la medicina china*, Gaia Ediciones, 2015.

Mcgee, Harold, *La cocina y los alimentos*, Debate, 2007.

Michalsen, Andreas, *Curar con la fuerza de la naturaleza*, Planeta, 2018.

Mortiz, Andreas, *Los secretos eternos de la juventud*, Ediciones Obelisco, 2008.

Myss, Caroline, *La medicina de la energía*, Penguin Radom House, 2019.

Navarro, Tomás, *Wabi sabi. Aprender a aceptar la imperfección*, Zenith, 2018.

Pérez-Calvo, Dr. Jorge, *Nutrición energética para la salud del hígado y la vesícula biliar*, Edaf, 2013.

—, *Nutrición energética para la salud del sistema digestivo,* Edaf, 2012.

—, *Nutrición energética y salud,* Debolsillo, 2014.

Pitchford, Paul, *Sanando con alimentos integrales*, Gaia Ediciones, 2019.

Quiñones, Pedro, *Historia de la terapia natural*, Dilema Editorial, 2003.

Réquéna, Yves, *Movimientos para la felicidad: Wu dang qi gong*, La Liebre de Marzo, 2007.

Sáez, Cristina y fundación Alícia, *La ciencia de la microbiota*, Libros Cúpula, 2022.

Santini, Céline, *El arte de la resiliencia*, Libros Cúpula, 2019.

Seignalet, Dr. Sean, *Alimentación, la tercera medicina*, Integral, 2012.

Tse, Lao, *Tao Te Ching*, Alianza Editorial, 2017.

Valenzuela, Antonio, *Hijos de la adversidad, cómo fortalecer tu salud con hábitos ancestrales*, Alienta Editorial, 2022.

Varatojo, Francisco, *Macrobiótica: la revolución sana*, La Esfera de los Libros, 2014.

Verges, Marc, *Grasas buenas*, Amat Editorial, 2017.

VV. AA., *Microbiótica, nutrición simbiótica y microorganismos regeneradores*, ediciones i, 2014.

Williams, Caroline, *Move!, cuerpos activos mentes despiertas*, Libros Cúpula, 2023.

Wolder, Angeles, *El arte de escuchar el cuerpo*, Círculo Rojo, 2016.

Wolfe, David, *El libro de la longevidad*, Gaia Ediciones, 2016.

Wu Ling, *El reloj de los órganos*, Macro Ediciones, 2017.

Artículos científicos sobre los efectos de los alimentos en la microbiota y la vitalidad

Abaci, N.; Deniz, F. S. S. y Orhan, I. E., «Kombucha — An ancient fermented beverage with desired bioactivities: A narrowed review», *Food Chemistry: X*, volumen 14, 2022. <https://doi.org/10.1016/j.fochx.2022.100302>.

Aisara, J.; Wongputtisin, P.; Deejing, S.; Maneewong, C.; Unban, K.; Khanongnuch, C.; Kosma, P.; Blaukopf, M. y Kanpiengjai, A.,

«Potential of Inulin-Fructooligosaccharides Extract Produced from Red Onion (Allium cepa var. viviparum (Metz) Mansf.) as an Alternative Prebiotic Product», *Plants*, 2021. <https://doi.org/10.3390/plants10112401>.

Bojarczuk, A.; Skąpska, S.; Khaneghah, A. M. y Marszałek, K., «Health benefits of resistant starch: A review of the literatura», *Journal of Functional Foods*, volumen 93, 2022. <https://doi.org/10.1016/j.jff.2022.105094>.

Campbell-Platt, G., «Fermented Foods | Origins and Applications», Batt, C. A. y Tortorello, M. L. (eds.), *Encyclopedia of Food Microbiology* (segunda edición), Academic Press, 2014 (pp. 834-838). <https://doi.org/10.1016/B978-0-12-384730-0.00114-2>.

Dhillon, J. et al., «Almond Snacking for 8 wk Increases Alpha-Diversity of the Gastrointestinal Microbiome and Decreases Bacteroides fragilis Abundance Compared with an Isocaloric Snack in College Freshmen», *Current Developments in Nutrition*, volumen 3, 2019. <https://doi.org/10.1093/cdn/nzz079>.

Di Rienzi, S. C. y Britton, R. A., «Adaptation of the Gut Microbiota to Modern Dietary Sugars and Sweeteners», *Advances in Nutrition*, volumen 11, 2020 (pp. 616-629). <https://doi.org/10.1093/advances/nmz118>.

Ghiamati Yazdi, F.; Soleimanian-Zad, S.; van den Worm, E. et al., «Turmeric Extract: Potential Use as a Prebiotic and Anti-Inflammatory Compound?», *Plant Foods Hum Nutr*, 74, 2019 (pp. 293-299). <https://doi.org/10.1007/s11130-019-00733-x>.

Hamida, R. S.; Shami, A.; Ali, M. A.; Almohawes, Z. N.; Mohammed, A. E. y Bin-Meferij, M. M., «Kefir: A protective dietary supplementation against viral infection», *Biomedicine & Pharmacotherapy*, volumen 133, 2021. <https://doi.org/10.1016/j.biopha.2020.110974>.

Handajani, Y. S.; Turana, Y.; Yogiara, Y.; Sugiyono, S. P.; Lamadong, V.; Widjaja, N. T.; Christianto, GAM y Suwanto, A., «Effects of Tempeh Probiotics on Elderly With Cognitive Impairment». *Front. Aging Neurosci*, 2022. <https://doi.org/10.3389/fnagi.2022.891773>.

Hu, D.; Xie, Z.; Ye, Y.; Bahijri, S. y Chen, M., «The beneficial effects of intermittent fasting: an update on mechanism, and the role of circadian rhythm and gut microbiota», *Hepatobiliary Surg Nutr*, 9(5), 2020 (pp. 597-602). <http://dx.doi.org/10.21037/hbsn-20-31>.

Iriondo-DeHond, A.; Uranga, J. A.; del Castillo, M. D. y Abalo, R., «Effects of Coffee and Its Components on the Gastrointestinal Tract and the Brain—Gut Axis», *Nutrients*, 13, 88, 2021. <https://doi.org/10.3390/nu13010088>.

Ishida, T.; Matsui, H.; Matsuda, Y.; Shimono, T.; Kanda, S.; Nishiyama, T.; Hosomi, R.; Fukunaga, K. y Yoshida, M., «Dietary Oyster (Crassostrea gigas) Extract Ameliorates Dextran Sulfate Sodium-Induced Chronic Experimental Colitis by Improving the Composition of Gut Microbiota in Mice», *Foods*, 2022. <https://doi.org/10.3390/foods11142032>.

Junli, M.; Zekun, L.; Xinxin, G. *et al.*, «Gut microbiota remodeling improves natural aging-related disorders through Akkermansia muciniphila and its derived acetic acid», *Pharmacological Research*, volumen 189, 2023. <https://doi.org/10.1016/j.phrs.2023.106687>.

Kaczmarek, J. L.; Liu, X.; Charron, C. S.; Novotny, J. A. *et al.*, «Broccoli consumption affects the human gastrointestinal microbiota», *The Journal of Nutritional Biochemistry*, volumen 63, 2019 (pp. 27-34). <https://doi.org/10.1016/j.jnutbio.2018.09.015>

Kim, H.-Y.; Park, E.-S.; Choi, Y. S.; Park, S. J.; Kim, J. H.; Chang, H. K. y Park, K.-Y., «Kimchi improves irritable bowel syndrome: results of a randomized, double-blind placebo-controlled study», *Food & Nutrition Research*, 66, 2022. <https://doi.org/10.29219/fnr.v66.8268>.

Li P.; Li, M.; Song, Y.; Huang, X.; Wu, T.; Xu, Z. Z. y Lu, H., «Green Banana Flour Contributes to Gut Microbiota Recovery and Improves Colonic Barrier Integrity in Mice Following Antibiotic Perturbation», *Front. Nutr.*, 2022. <https://doi.org/10.3389/fnut.2022.832848>.

Makarewicz, M.; Drożdż, I.; Tarko, T. y Duda-Chodak, A., «The Interactions between Polyphenols and Microorganisms, Especially Gut Microbiota», *MDPI*, 2021. <https://doi.org/10.3390/antiox10020188>.

Millman, J. F. *et al.*, «Extra-virgin olive oil and the gut-brain axis: influence on gut microbiota, mucosal immunity, and cardiometabolic and cognitive health», *Nutrition Reviews*, volumen 79, 2021 (pp. 1362-1374). <https://doi.org/10.1093/nutrit/nuaa148>.

Ranneh, Y.; Akim, A. M.; Hamid, H. A. *et al.*, «Honey and its nutritional and anti-inflammatory value», *BMC Complement Med Ther*, 21, 30, 2021. <https://doi.org/10.1186/s12906-020-03170-5>.

Se-Eun Jang, Kyung-Ah Kim, Myung Joo Han y Dong-Hyun Kim, «Doenjang, a Fermented Korean Soybean Paste, Inhibits Lipopolysaccharide Production of Gut Microbiota in Mice», *Journal of Medicinal Food*, 2014 (pp. 67-75). <http://doi.org/10.1089/jmf.2013.3073>.

Segovia-Rodríguez, L.; Echeverry-Alzate, V.; Rincón-Pérez, I. *et al.*, «Gut microbiota and voluntary alcohol consumption», *Transl Psychiatry*, 12, 146, 2022. <https://doi.org/10.1038/s41398-022-01920-2>.

Shen, F.; Feng, J.; Wang, X.; Qi, Z.; Shi, X.; An, Y.; Zhang, Q.; Wang, C.; Liu, M.; Liu, B. y Yu, L., «Vinegar Treatment Prevents the Development of Murine Experimental Colitis via Inhibition of Inflammation and Apoptosis», *J Agric Food Chem*, 64(5), 2016 (pp. 1111-21). <https://doi.org/10.1021/acs.jafc.5b05415>.

Shinohara, K.; Ohashi, Y.; Kawasumi, K.; Terada, A. y Fujisawa, T., «Effect of apple intake on fecal microbiota and metabolites in humans», *Anaerobe*, volumen 16, 2010. <https://doi.org/10.1016/j.anaerobe.2010.03.005>.

Smith, B. J.; Hatter, B.; Washburn, K.; Graef-Downard, J.; Ojo, B. A.; El-Rassi, G. D.; Cichewicz, R. H.; Payton, M. y Lucas, E. A., «Dried Plum's Polyphenolic Compounds and Carbohydrates Contribute to Its Osteoprotective Effects and Exhibit Prebiotic Activity in EstrogenDeficient C57BL/6 Mice», *Nutrients*, 14, 2022. <https://doi.org/10.3390/nu14091685>.

Suez, J.; Cohen, Y.; Valdés-Mas, R. *et al.*, «Personalized microbiome-driven effects of non-nutritive sweeteners on human glucose tolerance», *Cell*, volumen 185, 2022 (pp. 3307-3328). <https://doi.org/10.1016/j.cell.2022.07.016>.

Vigsnæs L. K.; Holck, J.; Meyer, A. S. y Licht, T. R., «In vitro fermentation of sugar beet arabino-oligosaccharides by fecal microbiota obtained from patients with ulcerative colitis to selectively stimulate the growth of *000222222222. 3.* and *Lactobacillus spp.*», *Appl Environ Microbiol*, 77(23): 8336-44, 2011. <https://doi.org/10.1128/AEM.05895-11>.